Führung und Kommunikation für Medizinstudierende

Atilla Vuran · Thea Koch · Stefan Jockenhövel

Führung und Kommunikation für Medizin- studierende

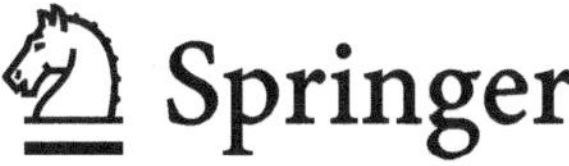

Atilla Vuran
PONTEA AG, Schaffhausen, Schweiz

Univ.-Prof. Dr. med. Stefan Jockenhövel
Institut für Angewandte Medizintechnik
RWTH Aachen
Aachen, Nordrhein-Westfalen
Deutschland

Univ.-Prof. Dr. med. Thea Koch
Klinik,Poliklinik für Anästhesiologie
und Intensivtherapie
Universitätsklinikum Carl Gustav
Carus, an der Technischen
Universität Dresden, Dresden, Sachsen
Deutschland

ISBN 978-3-662-60325-3   ISBN 978-3-662-60326-0   (eBook)
https://doi.org/10.1007/978-3-662-60326-0

Die Deutsche Nationalbibliothek verzeichnet diese Publikation in der Deutschen Nationalbiblio-
grafie; detaillierte bibliografische Daten sind im Internet über ▶ http://dnb.d-nb.de abrufbar.

Foto Umschlag: © Africa Studio/stock.adobe.com

Springer ist ein Imprint der eingetragenen Gesellschaft Springer-Verlag GmbH, DE und ist ein
Teil von Springer Nature.
Die Anschrift der Gesellschaft ist: Heidelberger Platz 3, 14197 Berlin, Germany

„*Wer sich selber führen kann, kann sich auch führen lassen. Und dadurch wirksam andere führen.*" – Atilla Vuran

Danksagung

Besonders danken möchten wir Moritz Weilandt für seine unermüdliche Unterstützung an unserem gemeinsamen Werk.

Inhaltsverzeichnis

Wofür wir dieses Buch geschrieben haben

© Springer-Verlag GmbH Deutschland, ein Teil von Springer Nature 2020
A. Vuran et al., *Führung und Kommunikation für Medizinstudierende*,
https://doi.org/10.1007/978-3-662-60326-0_1

1

Derzeit werden Mediziner an deutschen Universitäten mindestens fünf Jahre lang fachlich intensiv geschult. Im sich anschließenden Praktischen Jahr (PJ) erfolgt die Einführung in die klinische Praxis im Krankenhaus. Der Aspekt der fachlichen Kompetenz ist somit in der bisherigen Ausbildung exzellent abgedeckt. Was dabei jedoch fehlt, sind die Themen Kommunikation und Führung als Arzt, denn: Arzt sein bedeutet Führungskraft zu sein – in erster Linie sich selbst zu führen, aber auch Patienten, Mitarbeiter oder die Station und schließlich auch den Vorgesetzten. Die Mehrzahl der Studierenden fühlt sich auf diese Führungsaufgaben nicht entsprechend vorbereitet. Um diese nämlich erfolgreich zu erfüllen, braucht es eine wirkungsvolle Kommunikation. So wurde beispielsweise in verschiedenen Studien gezeigt, dass international zwischen 25 und 80 % aller vermeidbaren unerwünschten Ereignisse in Kliniken auf eine schlechte Kommunikation zurückzuführen sind. Mindestens alle 2–6 Sekunden erfährt ein Patient vermeidbaren Schaden, und es werden unnötige Kosten in zwei- bis dreistelliger Millionenhöhe verursacht (Hannawa und Jonitz 2017; Hannawa 2018). Dies betrifft und schließt dabei jegliche Kommunikation zwischen Arzt, Pflegepersonal und Patient als Ursache ein.

Mit diesem Buch soll ein Beitrag geleistet werden, angehende Ärztinnen und Ärzte besser auf die Herausforderungen der Zukunft vorzubereiten. Es werden die aus unserer Sicht essentiellen Themen in der Selbstführung und Führung vermittelt, die es als Kompetenz, ähnlich wie eine fachliche Kompetenz, zu entwickeln gilt. Der Fokus liegt hierbei auf typischen Herausforderungen, welche bereits während des Studiums auftreten. Diese Herausforderungen werden in Form von zehn Kapiteln praxisnah beschrieben und beginnen immer mit einer wahren Geschichte. So soll die Lektüre im Umgang mit diesen Herausforderungen Hilfestellungen bieten und gleichzeitig elementare Prinzipien aufzeigen und erfahrbar machen, die im späteren Berufsleben nahezu täglich gebraucht werden.

Wir möchten darauf hinweisen, dass aus Gründen der leichteren Lesbarkeit in diesem Buch das generische Maskulinum (z. B. der Pfleger) verwendet wird. Sämtliche Ausführungen gelten natürlich in gleicher Weise für alle Personen (m/w/d).

Die einleitenden Geschichten basieren auf wahren Erfahrungen im klinischen Alltag. Sie sind jedoch zum Zweck des besseren Verständnisses der jeweiligen Thematik frei ausgestaltet worden. Die Namen der handelnden Personen wurden frei erfunden. Daher sind Ähnlichkeiten dieser Namen mit lebenden oder toten Personen rein zufällig.

Aufnahmebereitschaft als Kompetenz

Inhaltsverzeichnis

© Springer-Verlag GmbH Deutschland, ein Teil von Springer Nature 2020
A. Vuran et al., *Führung und Kommunikation für Medizinstudierende*,
https://doi.org/10.1007/978-3-662-60326-0_2

2.1 Was bedeutet Aufnahmebereitschaft?

Essentielle Schlüsselkompetenz in Sachen Selbstführung und Führung ist die sogenannte emotionale Aufnahmebereitschaft. Dies bedeutet, Menschen verschiedenster Prägungen so zu erreichen, dass sie Informationen, Inhalte oder Ziele aufnehmen und auch annehmen können und dadurch in ihnen eine intrinsische Motivation entsteht, etwas zu verändern, umzusetzen oder zu transformieren (Vuran und Harbers, Kommunizieren heißt scheitern – Emotionale Aufnahmebereitschaft und Berechtigung, 2017).

Die emotionale Aufnahmebereitschaft (nachfolgend der Lesbarkeit halber nur mehr Aufnahmebereitschaft genannt) eines Menschen können Sie sich bildlich wie eine Brücke zu ihm vorstellen. Die Bretter der Brücke stehen für die Faktoren, die auf die Aufnahmebereitschaft eines Menschen wirken, wie etwa die spezifischen Wahrnehmungsfilter. Wahrnehmungsfilter sind durch Prägung (z. B. Erziehung oder Erfahrung) entstandene Filter eines Menschen, durch welche einströmende Informationen unbewusst selektiert werden. Diese Bretter können je nach Situation und Individuum unterschiedlich stark ausgebaut oder gar relevant sein. Wenn ein Mensch voll aufnahmebereit ist, ist dies vergleichbar mit vielen stabilen Brettern, aus denen die Brücke besteht. In diesem Zustand kann diese leicht und mit wenig Energie überwunden werden, also z. B. eine Idee kommuniziert oder eine Anweisung erteilt werden, die auch befolgt wird.

Ist eine niedrige Aufnahmebereitschaft vorhanden, können Sie die Brücke zwar überqueren, dies wird aber deutlich mehr Energie und Kraft kosten. Ist keine Aufnahmebereitschaft vorhanden oder geht diese komplett verloren, macht ein Gespräch wenig Sinn, da es so gut wie unmöglich ist, in diesem Zustand die Brücke zu überqueren. In diesem Zustand prallen Argumente am Gegenüber ab, und er hört auch nicht mehr zu.

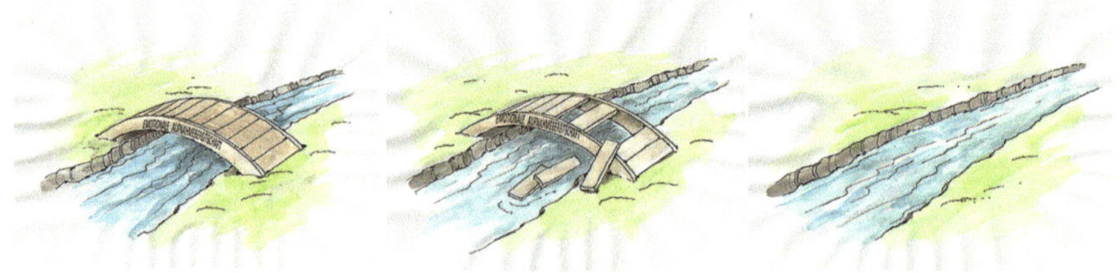

Ob Ihr Gesprächspartner aufnahmebereit ist, hängt vor allem davon ab, in welchem Maße Sie die richtigen Bretter verbauen, also die Wahrnehmungsfilter des Gesprächspartners berücksichtigen. Dabei ist nicht jeder Wahrnehmungsfilter gleich wichtig, um eine stabile Brücke zu garantieren.

Manche Bretter sind kontextabhängig essentiell und unverhandelbar, andere dagegen sind eher sekundär.

Aufnahmebereitschaft vollzieht sich zudem stets in den folgenden drei Blickwinkeln:

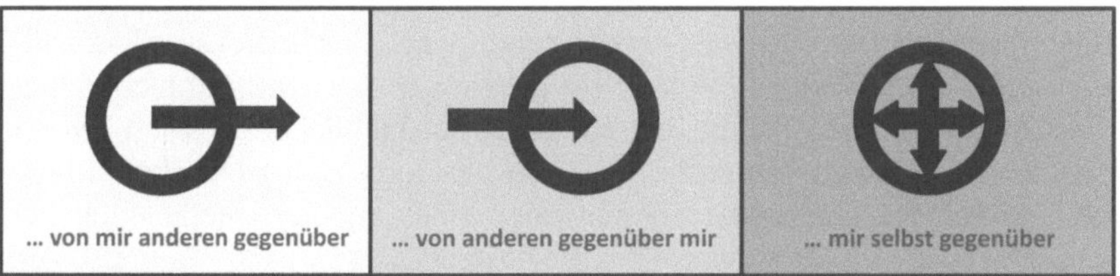

Der erste Blickwinkel (von mir anderen gegenüber) betrachtet Aufnahmebereitschaft aus der eigenen Perspektive. Was brauchen Sie selbst, um aufnahmebereit zu sein? Zentral dabei ist das Verständnis Ihrer eigenen Gedankenwelt: Wann hören Sie einem Menschen wirklich zu? Welche Bretter brauchen Sie in der Kommunikation, und welche sollten vermieden werden? Der nächste Blickwinkel (von anderen gegenüber mir) dreht sich darum, welche Bretter Ihr Gesprächspartner von Ihnen braucht. Also konkret, wie Sie mit Ihren speziellen Brettern eine Brücke zum anderen bauen können. Dabei spielen die Wahrnehmungsfilter des Gegenübers eine wichtige Rolle – aber auch die Frage: Was muss ich an meiner Kommunikation verändern, dass mein Gegenüber aufnahmebereit ist?

Die ersten beiden Blickwinkel hängen oftmals eng zusammen, da die meisten Menschen davon ausgehen, dass die eigenen relevanten Bretter mindestens genauso relevant für ihr Gegenüber sein müssen wie für sie selbst. Dies führt einerseits dazu, dass Menschen, die sich von Natur aus in ihren essentiellen Brettern ähneln, auf „der gleichen Wellenlänge" kommunizieren, ohne sich groß bemühen zu müssen. Andererseits gestaltet sich diese Vorgehensweise insbesondere bei großen Unterschieden in den Wahrnehmungsfiltern als problematisch, da bei einem unbewussten Umgang damit oft Konflikte und Probleme entstehen, welche die gegenseitige Aufnahmebereitschaft reduzieren.

Der dritte Blickwinkel beschäftigt sich vor allem mit der Frage, was Sie brauchen, damit Sie sich selbst gegenüber aufnahmebereit sind. Das bedeutet z. B. dafür zu sorgen, dass Sie persönliche Ziele erreichen (Hübler und Koch 2014), in Gesprächen präsent bleiben und somit Ihre eigene Unsicherheit führen können. Sicher kennen Sie folgende Situation: Jemand ist unsicher, d. h. sich selbst gegenüber nicht aufnahmebereit, bestimmte Dinge zu kommunizieren, und dies wirkt wie ein Dominoeffekt: Das

Gegenüber spürt implizit, beispielsweise durch Signale der Körpersprache oder Stimmmodulation, dass derjenige sich selbst gegenüber nicht aufnahmebereit ist, und entzieht ebenfalls die Aufnahmebereitschaft.

Das vorliegende Buch dreht sich vor allem um diesen dritten Aspekt der Aufnahmebereitschaft. Indem einzelne Themen, wie Ängste, Unsicherheit, das Verändern der eigenen Gewohnheiten usw., beleuchtet werden, soll Sie dies dabei unterstützen, sich selbst gegenüber noch aufnahmebereiter zu werden. So schaffen Sie es, Ihre Ziele sowohl fachlicher als auch zwischenmenschlicher Natur besser zu erreichen und „am Ball zu bleiben". Nebenbei werden Sie sich selbst an der einen oder anderen Stelle noch besser kennenlernen und über sich selbst reflektieren.

Aufnahmebereitschaft bei sich und anderen herzustellen hängt neben der Kenntnis über die jeweiligen relevanten Bretter auch von Ihrer kommunikativen Kompetenz ab. Diese umfasst die folgenden Facetten:

- Was (Inhalt)
- Wie (Art und Weise)
- Wann (Wahl des richtigen Zeitpunkts)
- Berechtigung (Anerkennung der Person, ich lasse mich von ihr führen)

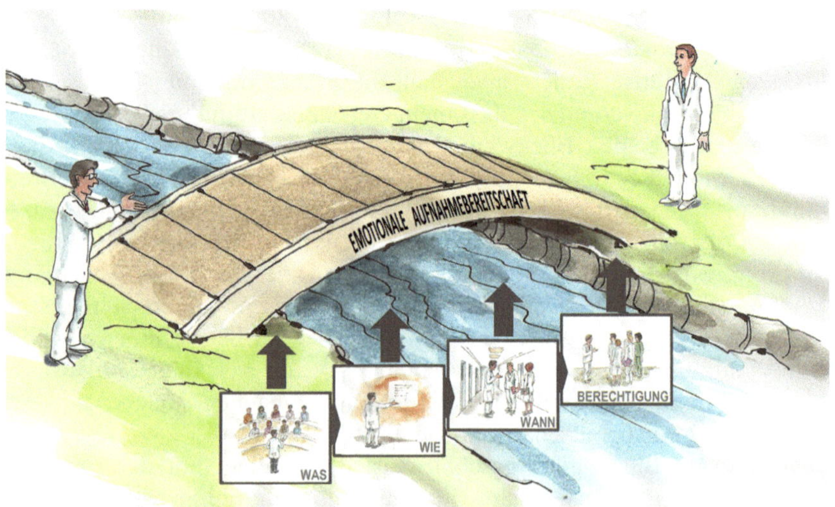

Kommunizieren heißt scheitern, Atilla Vuran & Nina Harbers, 2017

Für die Kommunikation bedeutet dies konkret, dass die Aufnahmebereitschaft Ihres Gesprächspartners niedrig sein kann, weil ihn der Inhalt des Gesprächs nicht interessiert (Was). Oder die Art, wie Sie den Inhalt vermitteln (z. B. zu leise, langsam, detailliert, sprunghaft etc.) stößt bei ihm auf Unbehagen (Wie). Vielleicht haben Sie auch einen ungünstigen Zeitpunkt erwischt, weil er z. B. ein schwieriges Patientengespräch führen musste. Denkbar ist aber auch, dass Ihr Gegenüber Ihnen in einem Gespräch keine Berechtigung gegeben hat, etwa aufgrund der Tatsache, dass er Ihre Kompetenz in diesem Bereich nicht wahrnimmt (entweder weil sie nicht da ist oder sie diese nicht zeigen können), oder einfach aufgrund des unterschiedlichen Hierarchiestatus. Dies erklärt beispielsweise das häufig vorkommende Kompetenzgerangel zwischen erfahrenen Pflegekräften und jungen Assistenzärzten. Die Pflegekräfte geben aufgrund der eigenen Erfahrung keine Berechtigung, die Ärzte hingegen aufgrund ihres Status. Es kommt zu geringer gegenseitiger Aufnahmebereitschaft, für die am Ende u. a. auch der Patient mit seiner Gesundheit zahlt.

Die vier Aspekte der kommunikativen Kompetenz sind jeder für sich, aber auch gemeinsam, in der Wechselwirkung relevant. Alle vier beeinflussen das Maß der Aufnahmebereitschaft. Wie eingangs erklärt, ist diese zudem abhängig davon, wie sehr die Wahrnehmungsfilter eines Menschen bedient werden. Diese prägen die Art, wie die kommunikative Kompetenz im Was, Wie, Wann und Berechtigung gewählt werden müssen, um Aufnahmebereitschaft zu erzeugen. Das bedeutet, dass je nachdem, welcher Wahrnehmungsfilter bei einer Person wie ausgeprägt ist, sie die vier Faktoren der kommunikativen Kompetenz unterschiedlich bewerten wird.

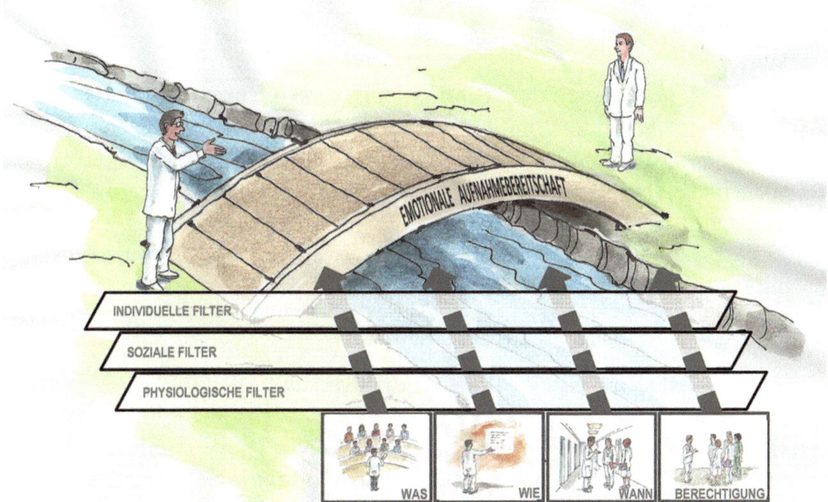

Kommunizieren heißt scheitern, Atilla Vuran & Nina Harbers, 2017

Es gibt drei Arten von Wahrnehmungsfiltern: individuelle, soziale und physiologische. Diese sind im Überblick nachfolgend kurz beschrieben:

- **Individuelle Filter**
- **Werte und Wertekonflikte**
  Werte bezeichnen die Dinge, die einem Menschen wichtig sind. Durch das Streben und Erleben der eigenen Werte wird Sinn erlebt und Motivation freigesetzt (James und Woodsmall 2006).
- **Metaprogramme**
  Metaprogramme sind übergeordnete Muster im Denken und Handeln. Sie beschreiben, wann Menschen bevorzugt motiviert sind und Informationen optimal verarbeiten können (Dilts et al. 2003; O'Connor und Seymour 2008; Dilts 2016).
- **Grundüberzeugungen**
  Grundüberzeugungen sind individuelle Lebensregeln. Sie entstehen aus Tilgung, Verzerrung und Generalisierung und sind in der Regel nicht zwangsläufig logisch. Sie stellen persönliche Erklärungen dar, warum etwas so und nicht anders ist. Dadurch beeinflussen Sie die Motivation und die Handlungsfähigkeit eines Menschen (Preisendörfer 2013).
- **Stärken**
  Stärken sind besondere Fähigkeiten, die eine außergewöhnliche Leistung in einem bestimmten Bereich hervorbringen (Duden 2011).

- **Soziale Filter**
- **Wirkung**
  Wirkung bezeichnet den Einfluss auf eine Gruppendynamik, die ein Mensch in einer bestimmten Situation hat. Dies kann sich in seinem Denken und Handeln, seiner Stimmmodulation sowie seiner Körpersprache zeigen (Grinder 2006).
- **Kultur**
  Kultur bedeutet gemeinsame Regeln, welche das Zusammenleben in einer Gruppe ordnen (Hofstede und Hofstede 2011).
- **Umgangsformen**
  Umgangsformen sind das Verhalten gegenüber anderen Menschen, also wie jemand sich in sozialen Situationen verhält.
- **Erscheinungsbild**
  Das Erscheinungsbild umfasst äußerliche Merkmale wie Kleidung, aber auch z. B. Gesichtsausdruck und Stimmmodulation (Mayer 2011).

- **Physiologische Filter**
- **Sinneskanäle**
  Hier sind die individuellen Kanäle gemeint, mit denen ein Mensch Informationen aus dem Umfeld wahrnimmt. In der Regel bilden sich 1–2 dominante Kanäle heraus (O'Connor und Seymour 2008).
- **Somatische Marker**
  Somatische Marker sind Signale in Form von Denken, Emotionen oder Verhalten, durch die sich das Erfahrungsgedächtnis eines Menschen ausdrückt (Damasio 2004).
- **Ressourcenzustand**
  Ressourcenzustand bedeutet, wie gut Menschen auf ihre persönlichen Ressourcen in einer jeweiligen Situation zugreifen können. Ressourcen können dabei von Stärken über positive Erinnerungen bis hin zu hilfreichen Verhaltensweisen reichen. Im Grunde zählt alles dazu, woraus ein Mensch zieldienliche neuronale Netzwerke aus sich selbst heraus aktivieren kann (O'Connor und Seymour 2008; Krause und Storch 2012).
- **Genetische Voraussetzungen**
  Genetische Voraussetzungen sind genetisch bedingte Faktoren, wie z. B. Talente, Augenfarbe, aber auch Beeinträchtigungen, wie etwa ein Hörschaden.

Welcher Filter, also welches Brett in welcher Situation in einem bestimmten Maß relevant ist, um für Aufnahmebereitschaft zu sorgen, kann je nach Person und Kontext variieren. Im Klinikalltag kann die Wahl der richtigen Bretter sehr wichtig sein, da sich das Ge- bzw. Misslingen der Kommunikation unmittelbar auf die Sicherheit des Patienten auswirken kann. Es braucht demnach das gezielte Herstellen von Aufnahmebereitschaft als Kompetenz. Um diese als Arzt zu entwickeln, sind vor allem die drei folgenden Faktoren wichtig:
1. Selbstreflexion
2. Kommunikative Kompetenz erweitern
3. Fachliche Kompetenz ausbauen

Die wichtigsten Gewohnheiten zur persönlichen Weiterentwicklung sind regelmäßige Reflexion sowie eine offene Haltung gegenüber Feedback. Viele Ärzte vertreten immer noch die Haltung: „Es kommt doch niemand zu Schaden, nur weil ich nicht angemessen kommuniziere". Genau dies wäre jedoch, wie eingangs erwähnt, der allererste Schritt, um die durch mangelhafte Kommunikation bedingten Ereignisse zu verringern. Je besser Sie Ihre eigenen dominanten Wahrnehmungsfilter kennen und je leichter

Sie die dominanten Wahrnehmungsfilter Ihres Gegenübers wahrnehmen können, desto wirkungsvoller werden Sie in Ihrer Kommunikation und somit in Ihrer Wirkung als Arzt.

Die eigene kommunikative Kompetenz zu erweitern heißt, Ihre Fähigkeit zu erweitern, die vier Aspekte Was, Wie, Wann und Berechtigung so wahrzunehmen, dass Sie erkennen, wann Ihr Gegenüber aufnahmebereit ist und wann nicht, und die eigene Kommunikation entsprechend darauf abzustimmen. Es bedeutet aber auch, sich selbst möglichst lange in der Aufnahmebereitschaft zu halten, auch dann, wenn die vier Aspekte von Ihrem Gegenüber nicht erfolgreich bedient werden. Das bedeutet beispielsweise, dass Sie nicht in die Zukunft oder die Vergangenheit abschweifen, wenn Sie zuhören, oder, wenn doch, dass Sie in der Lage sind, sich wieder in die Gegenwart „zurückzuholen". Im Hier und Jetzt zu sein unterstützt gelingende Kommunikation zudem, indem es leichter fällt, nicht zu bewerten und sich selbst beim Interpretieren zu beobachten. So können missverständliche Kommunikationsversuche besser erkannt und verändert werden.

Die eigene fachliche Kompetenz auszubauen unterstützt Sie in puncto Kommunikation schließlich darin, dass Sie Ihr Selbstvertrauen stärken und sich somit selbst mehr die Berechtigung zur Kommunikation geben. Dies ist, wie bereits erwähnt, ein nahezu essentieller Faktor, um Aufnahmebereitschaft beim Gegenüber herzustellen. Geben Sie sich selbst nicht die Berechtigung für das Gespräch, merkt dies Ihr Gegenüber anhand Ihrer Mimik, Gestik und anderer subtiler Verhaltensweisen. Dies führt dazu, dass dieser die Berechtigung entzieht und nicht länger aufnahmebereit ist.

Aus emotionaler Aufnahmebereitschaft und Berechtigung ergeben sich die folgenden vier Quadranten, in denen sich die Kommunikation im klinischen Kontext abspielt (Vuran et al. im Druck):

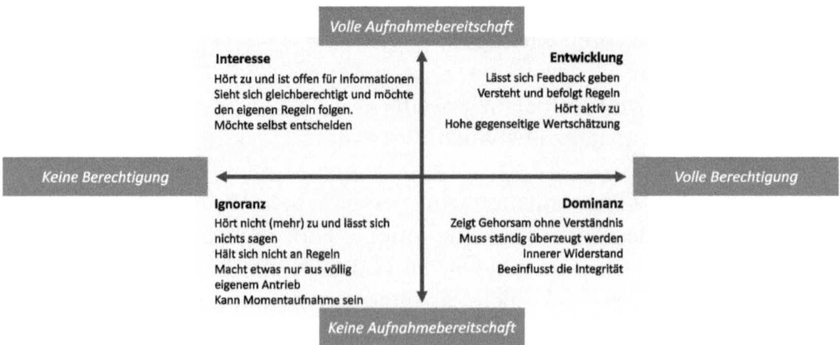

Quadrant der emotionalen Aufnahmebereitschaft & Berechtigung

Im Quadranten „Interesse" haben Sie keine Berechtigung, Ihr Gegenüber zu führen, sie haben allerdings die Aufnahmebereitschaft. Das bedeutet, dass Ihr Gegenüber Ihnen zwar zuhört, aber sich nicht zwangsläufig an Ihren Ideen und Argumenten orientiert. Vermeiden Sie, Ihrem Gesprächspartner direktiv etwas vorzugeben, und lassen Sie ihm die Wahl.

Ein typisches Beispiel aus dem klinischen Alltag ist hier die Kommunikation mit dem Vorgesetzten. Aber auch aus Sicht des Pflegepersonals zu Ärzten kann es sein, dass oftmals keine Berechtigung erteilt wird, aber trotzdem für Aufnahmebereitschaft gesorgt werden muss. Kluge Mediziner achten daher darauf, auch dem Pflegepersonal gegenüber aufnahmebereit zu bleiben.

Im Quadranten „Ignoranz" haben Sie weder die Berechtigung noch die Aufnahmebereitschaft Ihres Gesprächspartners. Daher sollten Sie darüber nachdenken, das Gespräch nach Möglichkeit zu verschieben oder dafür zu sorgen, dass Ihr Gegenüber aufnahmebereit ist, bevor Sie Ihren Inhalt vermitteln wollen. Dieser Zustand kann eine Momentaufnahme sein, das heißt, durch einen kritischen Satz oder ein falsches Wort kann Ihr Gegenüber kurzzeitig in diesen Quadranten fallen. Finden Sie sich längerfristig zu einer Person in dem Quadranten der Ignoranz, empfiehlt es sich, das Gespräch zu suchen und diesen Zustand wohlwollend zu thematisieren. Ein typisches Beispiel aus dem klinischen Alltag sind Patienten, die akute Schmerzen haben, oder Mitarbeiter, deren wichtige persönliche Werte wiederholt verletzt wurden.

Im Quadranten „Dominanz" haben Sie zwar die Berechtigung, allerdings ist Ihr Gegenüber nicht aufnahmebereit. Das bedeutet, dass Regeln und Anweisungen vor allem nach Status oder der reinen Hierarchie befolgt, aber (noch) nicht wirklich internalisiert sind. Ihr Gegenüber nimmt Ihre Rückmeldungen zwar an, aber sobald sie aufhören, das Thema zu forcieren oder zu kontrollieren, wird auch Ihre Anweisung nicht mehr so ausgeführt, wie Sie dies ursprünglich gewünscht haben.

In der Praxis sind häufige Beispiele aus der Klinik die Kommunikation zwischen dem Vorgesetzten zum Mitarbeiter, da diese oftmals nicht die individuellen Filter wie Metaprogramme, Werte oder Stärken berücksichtigen. Dies äußert sich in reinem Gehorsam und kann langfristig sogar dazu führen, dass die Integrität des Geführten beeinflusst wird.

Im Quadranten „Entwicklung" haben Sie sowohl die Berechtigung als auch die Aufnahmebereitschaft. Es herrscht hohe gegenseitige Wertschätzung und Sie hören sich gegenseitig zu. Missverständnisse und Kommunikationslücken werden beidseitig durch ein hohes Maß an Vertrauen überbrückt und effektive Kommunikation und Weiterentwicklung im Führungskontext gelingen. Im klinischen Alltag erleben dies bisher vor allem Mediziner, welche von Ihren Mentoren respektiert und entsprechend ihrer Werte und Stärken geführt und entwickelt werden.

Es ist entscheidend zu erkennen, in welchem Quadranten Sie aktuell kommunizieren, wenn Sie ein Gespräch führen. Dies hängt stark vom Kontext und der Person ab, die Sie erreichen möchten. Das Ziel sollte nach Möglichkeit einer der beiden oberen Quadranten, also „Interesse" oder „Entwicklung", sein. In diesem Zustand werden Informationen effektiv ausgetauscht, und es entstehen die wenigsten Missverständnisse.

Wie Sie sich selbst für spezifische Herausforderungen, nicht nur im Medizinstudium, in die Aufnahmebereitschaft führen können, wird in den folgenden zehn Kapiteln praxisnah beschrieben. Es werden die aus Sicht der Autoren häufigsten Herausforderungen der Ausbildung zum Mediziner unter dem Blickwinkel „Aufnahmebereitschaft sich selbst gegenüber" anhand von Geschichten aus dem echten Leben beleuchtet. Jedes Kapitel beginnt mit einer Geschichte, widmet sich dann der Theorie dahinter und mündet im Anwendungsteil. Zum Abschluss erhält der Lesende im Überblick das Wichtigste in Kürze sowie weitere Reflexionsfragen, gefolgt von Literaturempfehlungen. Die Kapitel folgen einer logischen Reihenfolge, sind jedoch auch in sich selbst schlüssig, sodass es ohne Weiteres möglich ist, der reinen Neugier folgend zwischen den Kapiteln hin- und herzuspringen. Auch wenn alle Themen zum einfacheren Verständnis möglichst trennscharf und isoliert beschrieben sind, so wirken in der Praxis doch stets mehrere Faktoren gleichzeitig. Ähnlich der Explosionszeichnung eines Motors schaut man sich zuerst einzelne Teile an, um diese besser zu verstehen. Dabei macht es jedoch Sinn, sich immer wieder bewusst zu machen, dass Menschen hochkomplex sind und Themen wie beispielsweise Ängste, Werte, Stärken, Selbstorganisation etc. meistens gesamthaft und in ihrer Wechselwirkung untereinander betrachtet werden müssen.

2.1.1 Vertiefende Literatur

Koch T, Heller AR, Schewe J-C (Hrsg) (2019) Medizinische Einsatzteams: Prävention und optimierte Versorgung innerklinischer Notfälle, Scoringsysteme, Fallbeispiele. Springer, Berlin
Vuran A, Harbers N (2017) Kommunizieren heißt scheitern – Emotionale Aufnahmebereitschaft und Berechtigung. Jünger Medien Verlag, Offenbach
Vuran A, Weilandt M (im Druck) Erfahren, was verbindet – Warum und Wofür

2.2 Werte

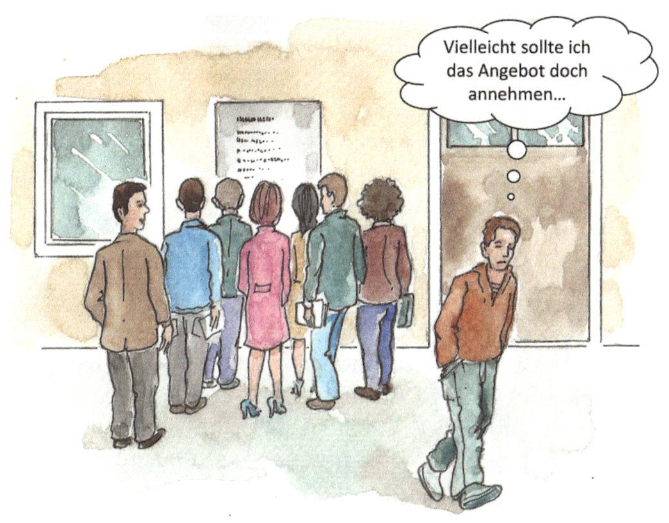

2.2.1 I am the great! – Oder nicht?

„Hi Ralf!", rief eine freundliche Stimme, als Ralf Fischer gerade durch das moderne Glasportal der medizinischen Fakultät seiner Universität kam. Er drehte den Kopf ein wenig zur Seite. Die Stimme gehörte zu Jeanette Bracht, wie Ralf eine der neuen Kommilitonen. Die kleine, junge Frau mit dem runden Gesicht und den schulterlangen, braunen Haaren strahlte übers ganze Gesicht, als sie ihren Studienkollegen sah. „Guten Morgen! Ich hab dir schon vorhin im Zug zugewinkt. Anscheinend hast du mich nicht gesehen."

„Bei dem Gedränge übersieht man schon mal das ein oder andere Gesicht, wenn es sich nicht deutlich von der Masse abzeichnet", meinte Ralf, während er der jungen Frau einen kurzen Blick aus den Augenwinkeln zuwarf und eiligen Schrittes weiterging. Jeanette Bracht forcierte ihren Schritt, um mit dem großen, schlanken Ralf mitzuhalten.

„Klar, es ist ja um diese Zeit am Morgen immer proppenvoll", meinte die kleine Frau. „Da übersieht man schon mal eine Studienkollegin."

„So ist es!"

„Ich bin wirklich gespannt, was uns heute alles erwartet", sagte Jeanette Bracht weiter. „Chemie soll hier an der Uni ja weitaus schwieriger sein, als wir das vom Gymnasium her gewohnt sind."

„Warten wir es ab!", meinte Ralf nur. Er hatte sich keinerlei Gedanken darüber gemacht. Warum auch? Mit seinem glatten Einser in Chemie fühlte sich Ralf bestens für die zukünftigen Anforderungen präpariert. Mit seinem damaligen Chemielehrer vom Gymnasium sah sich Ralf auf Augenhöhe. Von dem ließ er sich nicht wirklich was sagen. Er diskutierte mit ihm über die verschiedensten Dinge aus der Welt der Chemie. So sah sich Ralf im Vergleich zu seinen Mitschülern keineswegs auf ein und derselben intellektuellen Ebene. Eher einige Stufen darüber. Das galt nicht nur für das Fach Chemie, sondern fast ausnahmslos auch für die anderen. Ja, Ralf Fischer war in der Abiturklasse der absolute Star. Er wurde sogar als ,hochbegabt' eingestuft und bekam am Abschlusstag eine besondere, zusätzliche Auszeichnung.

„Hallo Jeanette, hallo Ralf!", begrüßte Wolfgang Stroh Jeanette und Ralf. Wolfgang wollte gerade in den Hörsaal hineingehen, als er die beiden durch die Aula kommen sah. Er wartete auf seinen beiden Studienkollegen.

„Hi Wolfgang … guten Morgen!", grüßte Jeanette.

„Wolfgang!", meinte Ralf. Er musterte den Studienkollegen mit einem etwas abfälligen Blick. Wolfgang Stroh wirkte wie ein braver Bube. In seiner unmodernen Cordhose und dem grauen Pullover erfüllte er dieses Klischee auch visuell.

„Na, seid ihr auch schon gespannt, was uns heute erwarten wird?", fragte Wolfgang.

„Klar!", antwortete Jeanette. „Das soll ja hier ziemlich anspruchsvoll werden."

„Genau! Das habe ich auch schon gehört", meinte Wolfgang und wandte sich Ralf zu. „Was meinst du, Ralf?"

„Chemie ist Chemie", antwortete Ralf. „Die können doch auch nichts Neues erfinden und kochen nur mit Wasser!"

Jeanette und Wolfgang schauten sich an. Das klang ziemlich überheblich. Und das war auch so gemeint. Ralf war von sich überzeugt, und das brachte er auch demonstrativ rüber. Er verstand seine beiden Studienkollegen überhaupt nicht. Warum auch? Ralf war überzeugt, dass er seinen ,Star-Nimbus' auch hier an der Uni beibehalten würde. Den ersten Abschnitt, die Vorklinik, würde er mit ,links' nehmen.

Die erste Vorlesung in Chemie war ernüchternd. Vor allem für Ralf! Der ältere Professor, der die Vorlesung hielt, hatte auch ihn während seines Vortrages einige Male angesprochen, um sich zu vergewissern, dass die Studierenden auch alles verstanden hatten.

„Und noch was", meinte der ältere Professor mit einem verschmitzten Lächeln. „Hier gibt es nur drei Dinge für Sie: Lernen, Freizeit und Schlafen. Auf eines der letzten beiden werden Sie des Öfteren verzichten müssen!" Das war zwar ganz allgemein und für jeden der Kommilitonen gemeint, doch Ralf hatte er direkt angesprochen. Warum sagt er mir das, fragte sich Ralf. Wusste der Professor denn nicht, wen er da vor sich hatte? Sicher war noch nicht bis zu diesem Professor vorgedrungen, welcher Star-Schüler den neuen Studiengang an der Uni mit seiner Anwesenheit beehrte.

Ralf hatte recht! Natürlich war das nicht bis zu den Professoren der Fakultät durchgedrungen. Es drang auch nicht durch! Im Gegenteil! So einfach, wie sich Ralf den Abschnitt ‚Vorklinik' vorgestellt hatte, verlief dieser nicht. In den anderen Bereichen, egal ob Biologie, Anatomie oder Physiologie, stieß der junge, erfolgsverwöhnte Mann schnell an seine Grenzen und merkte sehr rasch, dass er die ‚Vorklinik' keineswegs mal so nebenbei hinter sich bringen würde. Und gerade die Bereiche, die nicht nahtlos an den Stoff des Gymnasiums anschlossen, bereiteten auch Ralf ernsthafte Probleme. Zum ersten Mal in seiner akademischen Karriere musste er etwas erarbeiten. Stoffe und Inhalte lernen, was sich mit der Zeit schwieriger gestaltete als von Ralf angenommen. Im Verlauf der ersten Wochen und Monate musste Ralf anerkennen, dass die Professoren von einem ganz anderen Kaliber waren als seine Lehrer auf der Schule. Die interessierten sich nämlich keineswegs für tolle Noten aus dem Abitur. Hier an der Uni herrschte das Leistungsprinzip. Knallhart und ohne jegliche Rücksicht auf Vorschusslorbeeren. Das war neu für Ralf. Und das verunsicherte ihn.

Seinen Studienkollegen gegenüber verhielt sich Ralf in den ersten Wochen genauso wie auf dem Gymnasium gegenüber Mitschülern. Überzeugt von sich selbst umgab er sich mit einer Aura aus leichter Arroganz und brutal zur Schau gestelltem Selbstvertrauen. ‚I am the great', der Einser-Abiturient mit dem Vorzeige-Numerus-Clausus. Ja, das war sein Credo. Am Anfang. Und damit hatte sich Ralf natürlich keine Freunde gemacht. Schnell hatte er den Ruf des ‚arroganten, unnahbaren Schnösels' weg, der sich für etwas Besseres hielt. Ralf wurde von seinen Mit-Studierenden immer mehr gemieden. Doch die raue Realität des Studiums machte ihm sehr rasch klar, dass seine bisher gewohnte eigene Welt hier nichts wert war. Er war ‚nur' einer von vielen. Das zeigte sich sehr deutlich, als Ralf eines Mittags mit einigen Mit-Studierenden in der Mensa saß. Jeanette und Wolfgang waren auch dabei. Eine Studentin brachte das Gesprächsthema auf die Abiturnoten.

„Einskommanull mit Auszeichnung!", meinte Ralf nur knapp und mit deutlich hörbarer Überheblichkeit in der Stimme. „Und Jahrgangsbester!"

„Ja, ja, das war ich auch", sagte Wolfgang Stroh. Im Gegensatz zu Ralf klang seine Stimme eher tiefstapelnd, denn er fügte noch hinzu: „Was diese Noten hier an der Uni wert sind, lassen uns die lieben Professoren ja bei jeder Vorlesung spüren … Gar nichts!"

„Oohhh … jaahh … da hast du recht, Wolfgang", meinte Jeanette und schüttelte amüsiert den Kopf. „Am Gymnasium war ich noch ganz stolz auf mich, dass ich den Numerus Clausus mehr oder weniger mit links geschafft habe. Doch das ist hier wirklich nicht mehr viel wert."

Ralf schluckte, als er das alles hörte, und wurde ziemlich kleinlaut. Alle seine Kolleginnen und Kollegen hatten ein grandioses Abitur hingelegt. So wie er auch. Zumindest in dieser Runde hier war Ralfs ‚tolle Leistung' gar nicht mehr so toll, wie er gedacht hatte.

Auch der Stoff des Studiums war nicht das einzige Problem. Zusätzlich musste er die vielen Pflichttermine, Einschreibungen und so weiter unter einen Hut bekommen. Ralf hatte alle Mühe, das alles zu organisieren. Und dann kamen da ja auch noch die ganzen Vorlesungen. Eine erste Stunde der Wahrheit schlug für Ralf, als die Studierenden nach einigen Wochen die Resultate der ersten Testate bekamen. Die Gruppe um Jeanette, Wolfgang, Ralf und ein paar anderen hatte sich wieder in der Mensa getroffen. Das Thema war natürlich klar: Die Ergebnisse der ersten Testate. „… bin ich froh, dass ich alles in allem mit ‚Gut' bewertet worden bin", meinte Jeanette. „Ich hab schon gedacht, ich hab meinen ersten Test komplett versaut."

„Ich hatte auch echt Schiss", sagte ein anderer junger Mann aus der Gruppe. „Aber als ich hörte, dass nahezu alles richtig war, ist mir ein riesiger Stein vom Herzen gefallen!"

Jeder der Gruppe hatte die erste Prüfung, den ersten Gradmesser mit gut bewertet bekommen. Wolfgangs Testat war sogar sehr gut! Ralf wurde etwas unwohl, als er das alles hörte. Er schaute auf die Uhr.

„Leute, ich muss mich verabschieden!", meinte er und packte eilig seine Sachen zusammen. „Ich muss los!"

„Wohin denn?", fragte Jeanette.

„In meinen Job! Den hätte ich doch glatt vergessen!", antwortete Ralf, setzte noch sein nettestes Lächeln auf, das er zu bieten hatte und macht sich auf. „Wir sehen uns …!"

Natürlich musste Ralf an diesem Nachmittag nicht arbeiten. Das hatte er auf die Schnelle nur erfunden, um sich keine Blöße zu geben. Denn sein Testat wurde nur mit ‚gerade mal befriedigend' bewertet. Vielmehr machte Ralf einen langen Spaziergang und dachte nach. Ja, er musste zugeben, dass er in der Wirklichkeit angekommen war. Und langsam sah er ein, dass seine bisherige egozentrische Umgangsart und seine Arroganz fehl am Platze waren. Hatte er anfangs noch das Gefühl, die Welt der Medizin mit Leichtigkeit erobern zu können, kam die Ernüchterung spätestens an diesem Tag.

Vielleicht sollte ich doch das Angebot von Jeanette und Wolfgang annehmen und mit ihnen zusammen Anatomie lernen, dachte sich Ralf, als er am Spätnachmittag wieder nach Hause ging.

2.2.2 Theorie

In der medizinischen Ausbildung wird bisher sehr viel Zeit auf die Fachkompetenz, man könnte auch sagen, auf den Inhalt, also das „*Was*" verwendet. Welches Krankheitsbild zeigt sich hier? Was ist die geeignete Behandlungsmethode? Welche Risiken könnten auftreten? Was müssen wir sonst noch beachten, um keine Fehler zu machen? All diese Fragen zielen auf den Inhalt. Da es nicht nur sprichwörtlich um Leben und Tod gehen kann, ist diese Perspektive natürlich sehr wichtig. Was wirkt dagegen jedoch auf die meisten Menschen motivierend? Es sind die Bedürfnisse, die hinter dem stecken, was Menschen tun (Vuran und Seide 2017). Hier gibt es zwei Möglichkeiten: Entweder tue ich etwas, um ein Bedürfnis zu stillen oder um ein Bedürfnis zu schützen, d. h. potentiellen Schaden abzuwenden. Diese Perspektive fragt also nicht nach dem Inhalt *(Was tue ich?)*, sondern nach der Motivation *(Wofür tue ich es?)*.

Wofür haben Sie angefangen, Medizin zu studieren? Wofür studieren Sie heute? Wofür möchten Sie Arzt werden? Es gibt die unterschiedlichsten Gründe, weshalb Menschen sich für ein Medizinstudium entscheiden. Manch einer möchte Menschen helfen, ein anderer wünscht sich eine außergewöhnliche Herausforderung. Manche schätzen die Verdienstmöglichkeiten, andere hingegen tun es, weil es in der Familie eine gewisse Tradition hat. Darüber hinaus kann es beliebig viele – aus individueller Sicht berechtigte – Gründe geben, weshalb jemand sich entscheidet, Medizin zu studieren. Was also ist Ihr *Wofür?*

Idealerweise sollte dies vor Beginn des Studiums reflektiert und möglichst klar sein, denn: Wenn es später mal schwierig wird, dranzubleiben, und man sich auch durch herausfordernde Situationen durchbeißen muss, hilft es, sich bewusst zu machen, wofür man begonnen bzw. wofür man das Studium zu Ende bringen möchte. Wenn Sie sich bereits für ein Medizinstudium entschieden haben, können Sie durch dieses Kapitel nicht nur Ihre Wahl durchdenken, sondern für viele künftigen Entscheidungen (Welche Fachrichtung möchte ich einschlagen? Wo möchte ich arbeiten? Wie möchte ich meine Karriere planen?) von Vornherein dafür sorgen, dass Ihre

Motivation auf einem hohen Niveau bleibt. Stellen Sie es sich wie einen präventiven Behandlungsplan für Motivationstiefs vor. Das heißt natürlich nicht, dass die Prinzipien, die Sie hier lernen können, nur relevant werden, wenn Sie befürchten, in ein Motivationstief zu geraten. Es geht vielmehr darum, ein anderes Bewusstsein für Sinn und Motivation zu entwickeln.

Die konkrete Umsetzung Ihres *Wofürs,* also das, was Sie motiviert, ist nicht, wie oft angenommen, das *Was,* sondern das *Wie.* Wie möchten Sie Medizin studieren? Welche Rahmenbedingungen sind Ihnen hierbei wichtig? Legen Sie mehr Wert auf den Ruf einer Spitzenuniversität? Oder schätzen Sie die räumliche Nähe zu Ihrer Heimat, damit Sie besser den Kontakt zu Familie und Freunden halten können? Welche Art von Betreuung und Kontakt zu Dozenten wünschen Sie sich? Solche und ähnliche Fragen sind zu klären, denn sie geben Aufschluss darüber, welchen Rahmen Sie benötigen, um motiviert zu bleiben. Fehlt Ihnen einer oder mehrere dieser Faktoren, können Sie vorab überlegen, ob Ihr *Wofür* stark genug ist, um den Energieverlust durch die nicht idealen Rahmenbedingungen auszugleichen. Im Laufe des Studiums werden Widerstände auftreten. Je besser die Passung zwischen *Wofür* und *Wie* ist, umso leichter werden Sie lernen, mit diesen Widerständen umzugehen, d. h. entsprechende Kompetenzen und Fähigkeiten entwickeln.

Oft hört man in schwierigen Zeiten von Studierenden Aussagen wie: „Wenn ich nicht schon so viel geopfert hätte, würde ich jetzt wohl aufgeben!" Aussagen dieser Art sind nicht selten ein „Symptom" eines mangelnden *Wofürs* bzw. dafür, dass jemand sein *Wofür* verloren hat. Wir sehen ein Studium nicht nur als Aneinanderreihung bestandener Prüfungen, sondern vielmehr als Phase, in der Sie als Person wachsen. Im Laufe einer beruflichen Laufbahn wächst natürlich das *Was,* also die Fachkompetenz, kontinuierlich. Doch wie verhält es sich mit Ihrem Wofür und Wie? Im Laufe Ihres Studiums kann sich natürlich auch Ihr *Wofür* weiterentwickeln sowie die Rahmenbedingungen, die für Sie wichtig sind. Wir empfehlen Ihnen daher, unbedingt zu Beginn Ihres Studiums (Projekts, Spezialisierung, Stelle etc.) zu klären, wofür Sie wie studieren oder arbeiten möchten, und diese Überlegung von Zeit zu Zeit zu wiederholen.

▪ Das Wertesystem nach Häusel

Ein Schlüssel zum Verständnis des eigenen *Wofürs* sind die persönlichen Lebensprämissen oder Werte. Gemeint sind die Dinge, die Ihnen persönlich wichtig sind. Werte bestimmen, was ein Mensch für richtig oder falsch, gut oder schlecht erachtet. Werte motivieren Menschen und geben ihnen Orientierung bei Entscheidungen. Werte sind meist zeitlich stabil und ändern sich nur durch besonders positive oder negative Erfahrungen. Indem Sie Ihre eigenen Werte kennen, können Sie Ihr Leben aktiv danach ausrichten, um diese Werte bestmöglich zu leben. Haben Sie sich schon mal intensiv mit Ihren eigenen Werten auseinandergesetzt? Aus Erfahrung tun das nur die wenigsten Menschen überhaupt. Wie Sie eine systematische Wertefindung Schritt für Schritt durchführen können, erfahren Sie im Anwendungsteil dieses Kapitels.

Häusel (2014) leitet dazu her, dass es drei emotionale Grundbedürfnisse gibt, die bei allen Menschen aktiv sind. Er unterscheidet das Bedürfnis nach Dominanz, Sicherheit und Wachstum.

- **Dominanz**

Jeder Mensch strebt danach, Einfluss auf seine Umwelt auszuüben. Dominanz kann bedeuten, sich durchsetzen zu wollen, aber auch persönliche Freiheit und Unabhängigkeit zu erreichen.

- **Sicherheit**

Sicherheit kann bedeuten, ein Dach über dem Kopf zu haben, monatlich genügend Geld zu verdienen oder eine unbefristete Arbeitsstelle zu besitzen.

- **Wachstum**

Wachstum ist das Bedürfnis nach Stimulanz und Weiterentwicklung, es kann sich aber auch in Form von Spaß, Humor oder Neugier ausdrücken.

Zwischen diesen drei Bereichen lassen sich die individuellen Lebensprämissen verorten. So ist z. B. Risikofreude relativ mittig zwischen Dominanz und Wachstum, aber weit weg von Sicherheit. Leichtigkeit befindet sich zwischen Wachstum und Sicherheit. Disziplin befindet sich zwischen Dominanz und Sicherheit.

Jeder Mensch besitzt alle drei Bedürfnisse. Dabei gestaltet es sich jedoch individuell, in welchem Maß und auf welche Weise ein Mensch seine drei Bedürfnisse auslebt. Dies erklärt, weshalb Menschen sich in ihren persönlichen wichtigen Werten unterscheiden. Ein gewisses Gleichgewicht stabilisiert die Psyche. So wäre es vermutlich fatal, wenn Sie ständig Angst haben müssten, dass Sie ihre Miete nicht zahlen könnten (Sicherheit), keinen Raum zur persönlichen Gestaltung hätten (Dominanz) oder wenig Freude oder Spaß in Ihrer Freizeit erleben würden (Wachstum). Zwischen diesen drei Grundbedürfnissen spannen sich Werte beispielsweise wie folgt auf:

2

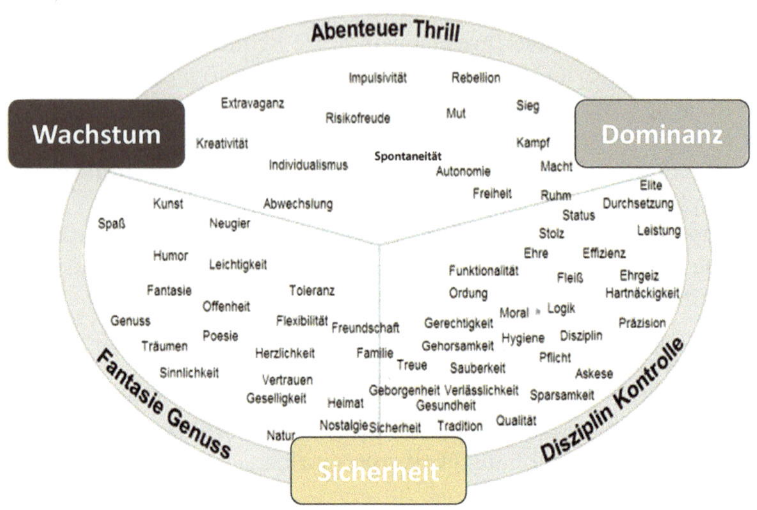

Wertesystem „Limbic Map" nach Häusel

Die persönlichen Werte sind dabei meist unbewusst und subjektiv, werden aber vermeintlich als objektiv erachtet. So betrachtet scheint es wenig hilfreich, sich über Werte zu streiten. In der Praxis liegt hier jedoch oft der Grund für Konflikte. Indem Sie sich Ihrer wichtigen Werte bewusst werden, erhalten Sie eine tiefere Orientierung, ähnlich wie ein Kompass, der Ihnen die Richtung zeigt. Ein Mensch, der seine wichtigsten Werte kennt, trifft leichter und schneller Entscheidungen, versteht, warum er im Leben steht, wo er ist, und erhöht zudem seine Glaubwürdigkeit, wenn er diesen Werten folgt. Die eigenen Werte in Erfahrung zu bringen ist ein fundamentaler Bestandteil, um Ihre eigene „Betriebsanleitung" zu verstehen.

Der Protagonist der Geschichte dieses Kapitels ist ein gutes Beispiel für jemanden, der sich für das Studium entschieden hat, ohne seine eigenen Lebensprämissen sorgsam zu prüfen. Ohne diese sorgsame Klärung der Frage, wie das, was ihm wichtig ist (hier z. B. gut dastehen, Anerkennung vom Umfeld bekommen), in dem neuen Umfeld erfüllbar ist, erlebt er ein herbes Erwachen in der Realität. Mit anderen Worten: Seine Erwartungen werden alles andere als erfüllt, und Betroffenheit macht sich breit. Spätestens jetzt gilt es für ihn, sauber zu klären, wofür er studieren möchte, um sich selbst über die weitere Dauer des Studiums kontinuierlich zu motivieren und im Angesicht von Rückschlägen weiter hartnäckig zu bleiben.

In der Zusammenarbeit spielen Werte eine wichtige Rolle, indem sie maßgeblich dazu beitragen, welche Menschen uns sympathisch erscheinen und welche nicht. Gewöhnlich schätzen wir es, wenn wir den Eindruck haben, dass dem Gegenüber die gleichen Dinge wichtig sind, die uns selbst wichtig sind. Haben wir dagegen den Eindruck, dass derjenige einen Wert, der uns wichtig ist, nicht teilt, kann es sein, dass wir unser Gegenüber ablehnen und auch nicht länger aufnahmebereit sind. Dabei gilt es, vor allem zu klären, in welchen Werten Sie und Ihr Gegenüber auseinanderliegen, da hier das größte Konfliktpotential liegt.

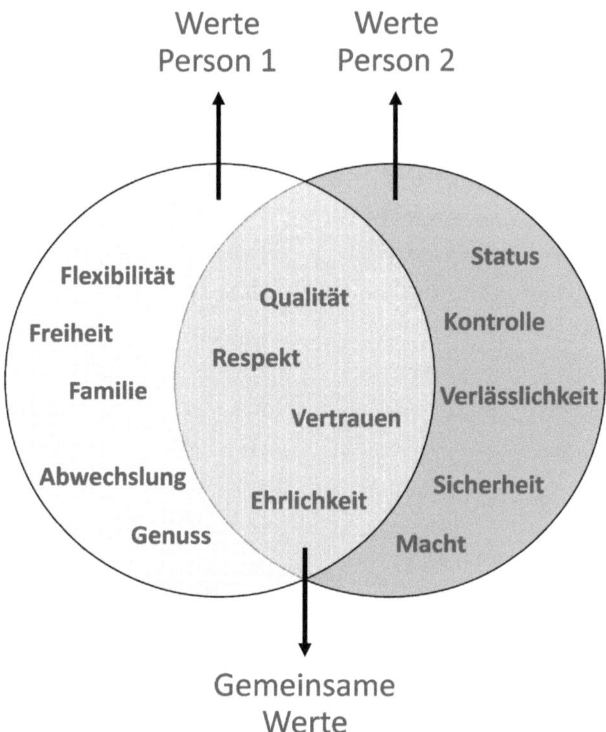

2.2.3 Anwendung

- **Schritt 1**

Notieren Sie aus der nachfolgenden Liste der Werte all diejenigen, die Ihnen persönlich wichtig sind und die Sie rein intuitiv ansprechen. Ergänzen Sie die Liste ggf. mit eigenen Werten, die Ihnen außerdem noch wichtig sind.

WERTE-BEISPIELE

Abenteuer	Abwechslung	Achtung	Alleinsein
Anerkennung	Arbeit	Aufrichtigkeit	Auseinandersetzung
Begeisterung	Beliebtheit	Bescheidenheit	Beständigkeit
Bestätigung	Bester sein	Beziehungen	Bewusstsein
Dankbarkeit	Demut	Disziplin	Dominanz
Ebenbürtigkeit	Effektivität	Effizienz	Ehrlichkeit
Entwicklung	Einfluss	Entschlossenheit	Entspannung
Erfolg	Ergebnisse	Ethik	Exzellenz
Fachkompetenz	Familie	Fitness	Flexibilität
Freiheit	Freude	Freundschaft	Frieden
Geborgenheit	Geduld	Gelassenheit	Gemeinsamkeit
Genuss	Geselligkeit	Gesundheit	Glück
Harmonie	Herausforderung	Hilfsbereitschaft	Individualität
Intelligenz	Integrität	Interesse	Intuition
Karriere	Klarheit	Kompetenz	Kontaktfähigkeit
Kontrolle	Kooperation	Kreativität	Kultiviertheit
Lebensfreude	Leidenschaft	Leistung	Liebe
Loyalität	Macht	Mut	Natur
Offenheit	Optimismus	Ordnung	Qualität
Reichtum	Respekt	Ruhe	Ruhm
Schönheit	Selbstbewusstsein	Sex	Sicherheit
Sinn	Spaß	Spiritualität	Status
Teamgeist	Tierschutz	Treue	Umwelt
Unabhängigkeit	Unverletzbarkeit	Veränderung	Verantwortung
Verbundenheit	Verpflichtung	Verständnis	Vertrauen
Wachstum	Wärme	Wahrheit	Weisheit
Wettbewerb	Willenskraft	Wissen	Wohlstand
Zeit	Zielbewusstsein	Zufriedenheit	Zuverlässigkeit

- **Schritt 2**

Überlegen Sie, mit welchen drei Menschen Sie besonders gerne Zeit verbringen. Warum ist das so? Notieren Sie Stichpunkte dazu. Analysieren Sie diese nun und achten Sie darauf, welche Werte hinter dem Verhalten stehen könnten, das Sie so stark anspricht. Ergänzen Sie ggf. die Liste aus Übung 1 mit wichtigen Werten.

- **Schritt 3**

Versetzen Sie sich in die Situation, wenn Sie Ihr Studium beendet haben. Stellen Sie sich vor, eine wichtige Bezugsperson (Doktorvater, Chef, Dozent etc.) hält eine Lobrede vor anderen Kommilitonen über Sie. Was möchten Sie dort über sich hören? Ihr *Wofür* soll in dieser Rede deutlich werden. Schreiben Sie die Rede aus Sicht dieser Person. Ergänzen Sie ggf. Ihre Liste.

- **Schritt 4**

Versetzen Sie sich in die Lage, dass Sie Ihr Studium beendet haben. Blicken Sie auf sich selbst zurück, wie Sie mit den Herausforderungen umgegangen sind und auf welche Art Sie Ihr *Wofür* verwirklicht haben. Schreiben Sie sich aus der Zukunft selbst einen Brief, wofür Sie sich selbst danken möchten. Aus diesem Brief soll vor allem Ihr *Wie,* sollen also die Rahmenbedingungen hervorgehen. Ergänzen Sie ggf. Ihre Liste.

Anmerkung: Sofern Sie diese Übung zu einem späteren Zeitpunkt wiederholen möchten (was wir Ihnen wärmstens empfehlen), wählen Sie einen Zeitpunkt aus, der maximal drei Jahre in der Zukunft liegt.

- **Schritt 5**

Nehmen Sie Ihre Werteliste zur Hand. Schränken Sie nun Ihre Werte auf Ihre persönlichen zehn wichtigsten Werte ein. Definieren Sie für jeden dieser Werte nun:

Was bedeutet Wert xy für mich genau? Wann erlebe ich diesen Wert xy in meinem Leben? Achten Sie darauf, dass Sie bei der zweiten Frage vor allem auch kleine Dinge aufschreiben. Ist einer Ihrer wichtigsten Werte z. B. Humor, so könnten Sie diesen erleben, indem Sie a) mit Ihren Kommilitonen scherzen oder b) ein lustiges Video anschauen oder c) einen Patienten aufheitern. Das Ziel ist es, noch mehr zu erkennen, auf welche einfache Art Sie diesen Wert in Ihrem Alltag erleben können.

- **Schritt 6**

Verankern Sie nun Ihre Werte in einem Bild. Welches Bild spricht Sie an? Suchen Sie sich ein für Sie persönlich stimmiges, emotional ansprechendes

Bild. Übertragen Sie nun Ihre Werte auf das Bild. Welcher Wert passt zu welchem Element?

Beispielsweise könnten Sie ein „Werteschiff" erstellen. Die Segel geben dem Schiff Kraft und treiben es an, der Rumpf sorgt dafür, dass das Schiff nicht untergeht. Das Hecksegel gibt Orientierung. Seien Sie kreativ, machen Sie kein wissenschaftliches Experiment daraus. Um die Wirkung zu verstärken, lassen Sie Ihr fertiges Bild zeichnen.

■ **Schritt 7**

Jetzt haben Sie etwas getan, was die Wenigsten in ihrem Leben durchführen. Sie haben Ihre persönlichen Werte erarbeitet und definiert. Was hat sich dadurch nun bei Ihnen verändert? Was ist Ihnen klargeworden? Wie werden Sie die neu gewonnenen Erkenntnisse in Ihrem Alltag berücksichtigen?

Anmerkung: Wir empfehlen, diese strukturierte Werteanalyse einmal pro Jahr und bei dem Übergang von einzelnen Lebensabschnitten zu wiederholen (z. B. Beendigung des Studiums, Wahl des Facharztes, Geburt eines Kindes etc.).

2.2.4 Das Wichtigste in Kürze

Klären Sie vor neuen Projekten vor allem, *wofür* und wie sie arbeiten möchten. In der Regel starten wir mit dem *was,* also dem Inhalt. Deshalb sollten Sie sich insbesondere mit dem *Wofür* und dem *Wie* beschäftigen.

Ihr *Wofür* bildet die Grundlage Ihrer Motivation. Wenn Sie Schwierigkeiten haben, an etwas dranzubleiben, machen Sie sich bewusst, wofür Sie begonnen haben. Ihr *Wie* bestimmt Ihre Rahmenbedingungen, die in der Umsetzung Ihres *Wofürs* Energie sparen. Diese Energie können Sie für Ihr *Was,* also den Inhalt Ihres Studiums nutzen. Je besser die Passung zwischen *Wofür, Wie* und *Was* ist, umso leichter kommen Sie durchs Studium und umso effektiver entwickeln Sie Ihre Persönlichkeit dabei. Selbstverständlich ist in der Praxis die Passung zwischen *Wofür, Wie* und *Was* nicht immer möglich und daher niemals perfekt. Sorgen Sie dafür, dass Sie die Aspekte so gut wie möglich miteinander kombinieren.

Kommunizieren Sie Ihr *Wofür* Ihrem Doktorvater, Ihren Eltern, Kommilitonen, Freunden oder anderen wichtigen Bezugspersonen. Grundlage für *Wofür, Wie* und *Was* sind Ihre Lebensprämissen. Machen Sie sich diese bewusst und wiederholen Sie den Prozess jährlich. Dies kommt einer Prävention für Motivationslöcher, Sinnkrisen und Burn-out-Tendenzen gleich.

2.2.5 Reflexionsfragen

- Wer ist für Sie ein Vorbild? Warum ist das so?
- Welchen Kompromiss in Bezug auf Ihr Studium sind Sie nicht bereit, einzugehen?
- Was ist für Sie in Bezug auf Ihr Studium unverhandelbar?
- Wofür möchten Sie mal bekannt sein?
- Wer freut sich am meisten, wenn Sie Ihr Studium erfolgreich abschließen?
- Woran merkt Ihr Umfeld im Nachhinein, dass Ihr Studium ein Erfolg war?
- Was ist Ihnen in Ihrem Studium wichtig? Warum ist Ihnen das so wichtig?

2.2.6 Vertiefende Literatur

Häusel H-G (2014) Think Limbic! Die Macht des Unbewussten nutzen für Management und Verkauf. Haufe Verlag, Freiburg

Vuran A, Seide G (2017) Promovieren heißt scheitern – Ein Konzept zur Selbstführung und Selbstverantwortung. Jünger Medien Verlag, Offenbach

2.3 Selbstwert vs. Perfektionismus
mit Unterstützung von Moritz Weilandt

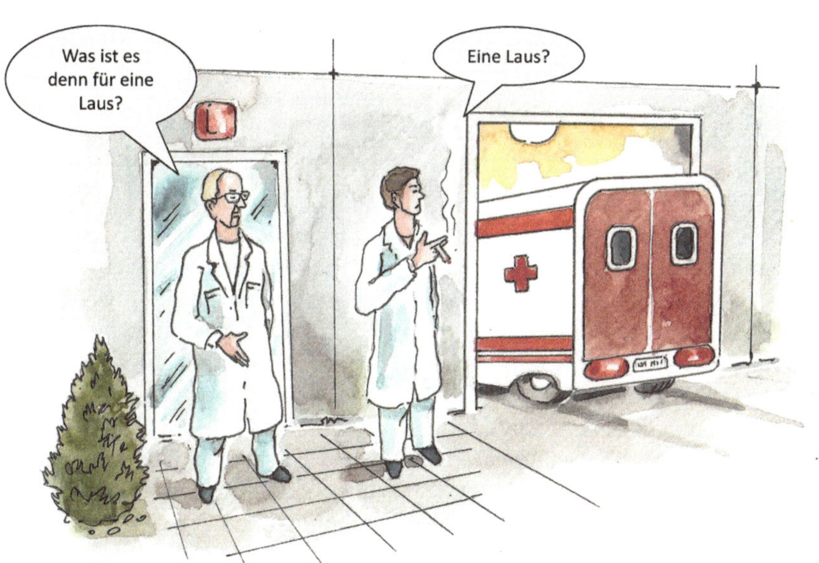

2.3.1 Meint der wohl, ich kann das nicht?!

„Auch das noch!", rief Gunther nach hinten. „Heute sind wir nicht die einzigen im ‚Drive-In'."

‚Drive-In', das war unter den Krankenwagen-Fahrern der Spitzname für die Zufahrt zur Notaufnahme der Klinik. Denn die war schmal und erinnerte an die entsprechenden Bereiche bei Fast-Food-Restaurants. Hinten im Rettungswagen war Gunthers Kollege Klas damit beschäftigt, die Werte eines Patienten zu überwachen, der regungslos auf der Trage lag. Hochkonzentriert überwachte Klas die Geräte, an die er den Patienten angeschlossen hatte. Er war stabil. Noch! Doch Klas wusste, das konnte sich jede Sekunde ändern. Er war müde und seit vielen Stunden zusammen mit Gunther im Einsatz. Wie jedes zweite Wochenende, an dem Klas ehrenamtlich bei den Maltesern im Rettungsdienst arbeitete. Der junge Medizinstudent hatte schon vor seinem Studium damit angefangen. Es half ihm, das Theoretische mit der praktischen Arbeit am Patienten zu verbinden. Seine Kommilitonen schätzten ebenfalls, wenn Klas ihnen mit vielen praktischen Beispielen aus seiner Erfahrung als Rettungs-Sanitäter das Lernen um ein Vielfaches einfacher machte. Und das tat er auch stets mit Euphorie und Hingabe. Schon als kleiner Junge hatte Klas beschlossen, Arzt zu werden, und tat alles, um sich diesen Traum zu erfüllen. Was nicht immer einfach war! Neben dem Lernen und der Arbeit an der Uni musste Klas auch noch Geld verdienen.

„O.K., wir können!", rief Gunther nach hinten. Er hatte seinen Rettungswagen etwas weiter an der rechten Straßenseite parken müssen, denn direkt vor dem Eingang standen bereits zwei andere. Eilend, hastig und doch sehr routiniert flitzte Gunther nach hinten und öffnete die Doppeltüre. Währenddessen hatte Klas die Geräte und die Trage so präpariert, dass sie den Patienten aus dem Rettungswagen holen konnten. Die beiden waren ein eingespieltes Team.

„Er ist immer noch stabil!", meinte Klas zu Gunther.

„Gute Arbeit, Mann!" Gunther klopfte Klas lobend auf die Schulter. Das ging runter wie Öl. Klas hatte wie immer sein Bestes gegeben. Vor etwa anderthalb Stunden waren sie zu diesem Einsatz gerufen worden. Der junge Mann war mit seinem Motorrad schwer gestürzt und lag bewusstlos im Graben. Kein Notarzt weit und breit. Alle waren an diesem Nachmittag im Einsatz, und auch der Rettungshubschrauber vom benachbarten Uni-Klinikum konnte nicht kommen. Klas und Gunther waren auf sich allein gestellt und hatten ein kleines Wunder vollbracht. Das war vor allem Klas' Verdienst. Wie immer hatte er alles gegeben, was er drauf hatte. Sogar noch mehr. Für einen angehenden, jungen Arzt wie ihn mutete diese

Leistung wie ein wahres Meisterstück an. Klas hatte um das Leben dieses jungen Motorradfahrers gekämpft wie um sein eigenes. Und wieder alles richtig gemacht. Mindestens genauso gut wie ein erfahrener Notarzt und den jungen Mann stabil in die Klinik gebracht. Das war Klas' Anspruch! Immer alles geben. Zum Wohle der Patienten. Ja, er war ein Perfektionist!

In Windeseile brachten sie den Patienten ins Innere der Notaufnahme, wo sie bereits von zwei Pflegern erwartet wurden.

„… auf Drei!", sagte Klas und schaute seinen Kollegen Gunther und die beiden Krankenpfleger auffordernd an. Die vier Männer waren sehr konzentriert und natürlich auch in Eile. Es musste schnell gehen! Jede Sekunde zählte. Die vier Männer fassten die Griffe und warteten gespannt auf Klas' Kommando. Der fuhr fort: „… eins … zwei und … drei!"

Sie hoben die Vakuum-Matratze mit dem jungen Patienten auf den Behandlungstisch. Blitzschnell kümmerte sich einer der Krankenpfleger um die weitere Versorgung.

Wie immer ging es in der Notaufnahme sehr turbulent zu, und es herrschte eine Atmosphäre, die jeder normale Mensch wohl mit ‚Hektik', ‚Chaos', ‚Stress' oder dergleichen umschreiben würde. Der Geräuschpegel war dementsprechend. Geräte piepsten, Krankenschwestern und Pfleger eilten umher, und eine Menge fahrbarer Tragen standen herum. Auf den meisten lagen kranke Leute oder Verletzte. Einige stöhnten oder jammerten, weil sie Schmerzen hatten. Doch der Schein trügte: Wie in vielen anderen Notaufnahmen auch, wenn es heiß hergeht, herrschte weder Chaos noch Hektik! Die bediensteten Ärzte, Krankenschwestern und Pfleger hatten alles minutiös im Griff. Jeder Handgriff saß, und jeder von ihnen wusste, was er oder sie zu tun hatte. Klar, sie waren alle schnell wie der Blitz. Das mussten sie ja auch sein. Aber kaum einer war mit seiner Situation überfordert. Vielleicht einige von den Neuen. Doch alle funktionierten!

„Noch einer vom Eifelantritt?", fragte Dr. Heister. Der ältere, groß gewachsene, schlanke Arzt mit dem unrasierten Gesicht und ungekämmten, zerzausten Haaren kam gerade aus einem Behandlungsraum, als ihn ein Pfleger zu Klas' Patienten brachte. Heister hatte den jungen Mann auf der Trage nur kurz gemustert und an dessen Lederkombi und den Stiefeln gleich erkannt, was Sache war. Der ‚Alt-68er' war ein erfahrener Oberarzt und brachte eine Menge Erfahrung in der Notaufnahme mit. Und die war gefragt. Gerade an Tagen wie diesen. An diesem herrlichen Frühlingssonntag. Hier im Raum Aachen nannte man das: Eifelantritt! Eine ganz besondere Herausforderung für die Ärzte in den Notaufnahmen. Die Motorradfahrer erwachen jedes Jahr aufs Neue buchstäblich aus ihrem Winterschlaf und düsen scharenweise zum Nürburgring. Viele können es kaum erwarten, auf der traditionsreichen Rennstrecke ihre Runden zu drehen. Am Spätnachmittag kehrten sie dann alle wieder zurück. So auch an diesem Tag. Nicht wenige standen noch ziemlich unter Adrenalin oder waren teilweise auch erschöpft. Und dann passierte das, was jedes Jahr passiert. Es knallt an allen Ecken! Soll heißen: Es gibt Unfälle. Teilweise schwere Unfälle. Einige ‚Rider' landen im Straßengraben oder verlieren aufgrund überhöhter Geschwindigkeit die Kontrolle über ihre Maschinen. Ein solch tragisches Unglück ist auch dem jungen Mann passiert, den Klas und sein Kollege gerade gebracht hatten. Heister schaute sich um, und sein Blick fiel auf Klas. Er schaute ihn fragend an, und Klas verstand sofort.

„Schädel-Hirn-Trauma", berichtete Klas und erklärte Dr. Heister in einer kurzen Zusammenfassung den Befund des Verunglückten. „… Frakturen am Arm und Rippen."

„Schön, schön", antwortete Dr. Heister und schaute sich den Patienten von oben bis unten an. Er vergewisserte sich, dass der junge Mann stabil war und nickte anerkennungsvoll. „Der Kollege hat gute Arbeit geleistet."

„Welcher Kollege?", fragte Klas.

„Na der Kollege Notarzt!", meinte Dr. Heister. Klas schaute Gunther fragend an. Gunther schaute Klas an. Beide schauten Dr. Heister an. „Unser Motorrad-Macho hat sich ja wohl nicht selber versorgt, oder?"

„Es war kein Notarzt verfügbar!", erklärte Gunther. „Mein Kollege hat ihn versorgt!", fügte Gunther hinzu und zeigte auf Klas.

Dr. Heister sah Klas erstaunt und fragend an und musterte ihn in Sekundenschnelle mit seinem erfahrenen Scan-Blick. Der unkonventionelle Arzt, der auf andere Leute weniger wie ein Mediziner, sondern eher wie ein in die Jahre gekommener Hippie wirkte. Heister war in der Klink bekannt und berüchtigt für seine manchmal zu direkte und forsche Art. Aber: Harte Schale – weicher Kern. Ein sehr kompetenter Mann war er allemal, der eine Menge Erfahrung aus einer langen Zeit als Oberarzt in der Notaufnahme mitbrachte. Der scheint ja was drauf zu haben, dachte sich Dr. Heister, als er den schneidigen Klas so anschaute. Perfekte Arbeit für so einen jungen Kerl. Das gefiel ihm. Gehörte er doch zu der Kategorie, die dem Nachwuchs immer wieder sagten: ‚Werdet gute Ärzte und nicht nur Mediziner.' Hier stand wohl einer vor ihm, der genau in sein Beuteschema zu passen schien. Ein Rohdiamant, der hungrig war und ‚wollte'. Ja, das gefiel ihm!

Das Team von Dr. Heister hatte in Windeseile die weitere Notfallbehandlung übernommen. Wieder saß jeder Handgriff, und alle Rädchen im eifrigen Getriebe der Notaufnahme griffen perfekt und reibungslos ineinander, um den Patienten so optimal zu versorgen, wie es nur ging. Das alles dauerte nur wenige Augenblicke. Dr. Heister wandte sich Klas zu.

„Und, kannst du ihn intubieren?", fragte Dr. Heister und schaute Klas fragend.

„Ja klar! Was soll diese Frage?", antwortete Klas.

„Spreche ich so undeutlich, dass man mich nicht verstehen kann?", fragte Heister und schaute fragend in die Runde.

„Ich habe Sie schon verstanden!", antwortete Klas etwas pampig. „Aber warum fragen Sie das? Schließlich habe ich da draußen alles gegeben, damit der Patient hier lebend ankommt!"

Klas ärgerte sich über diese Frage von Dr. Heister, dreht sich einfach um und ging raus.

„Äh …, was?", entfuhr es Dr. Heister, der dem davoneilenden Klas nachschaute. Heister verstand die Reaktion des jungen Rettungs-Sanitäters überhaupt nicht. Er wollte doch nur wissen, ob Klas die obligatorische Intubation selbst erledigen will, nach der bravourösen Vorarbeit, die er bereits in den letzten Stunden geleistet hatte. Fragend und verwirrt zugleich schaute Heister in die Runde. Doch an den Gesichtsausdrücken der anderen konnte man unschwer erkennen, dass anscheinend keiner Klas' Reaktion verstand und nachvollziehen konnte. „Na dann eben nicht …", fuhr Dr. Heister fort. „O. k. Alle bereit zum Intubieren?"

Dr. Heister hatte den verunglückten Motorradfahrer intubiert, stabilisiert und im OP abgegeben. Dort wurde er dann weiterbehandelt. Auch Heister war seit vielen Stunden auf den Beinen. Das konnte man dem zerzausten Alt-68er-Typ ansehen. Mit den Fingern der rechten Hand fuhr er sich über sein leicht verschwitztes Gesicht und durch seine brennenden Augen. Jetzt brauchte er erst einmal eine Zigarette. Heister ging nach draußen, und auf dem Weg dahin drehte er sich einen Glimmstängel mit der Hand. Ohne Drehmaschine, versteht sich!

Als Heister nach draußen kam, sah er Klas etwas abseits stehen. An die Wand gelehnt, die Hände in den Hosentaschen und mit einem schmollenden Gesichtsausdruck. Klas hatte natürlich bemerkt, dass Heister nach draußen gekommen war. Doch das ließ er sich nicht anmerken und schaute demonstrativ in die Pflanzenwelt des neu angelegten Klinikgartens. Heister zündete sich seinen Glimmstängel an und nahm zwei tiefe Züge. Aus den Augenwinkeln heraus beobachtete er Klas. Heister erkannte schnell, dass dieser irgendein Problem hatte. Und es tat ihm leid, für diesen in seinen Augen überaus fähigen jungen Mann.

„Was ist es denn für eine Laus?", fragte Heister.

„Eine Laus?", fragte Klas zurück, ohne Heister anzuschauen.

„Na die, die dir gerade über die Leber läuft", sagte Heister und ging ein paar Schritte auf ihn zu. „Was ist los? Du bewunderst doch nicht nur unseren Garten, oder?"

Klas wandte sich Heister zu, und da brach es auch schon aus ihm heraus: „Ich habe mir heute Nachmittag buchstäblich den Arsch aufgerissen, damit ich den Motorradfahrer lebend und einigermaßen stabil zu euch bringe, mache Dinge, die weit über meine Kompetenzen hinausgehen … Und kaum bin ich hier, machen Sie mich nieder!"

„Ich habe dich niedergemacht?", fragte Heister erstaunt und schnippte seine Kippe weg. „Sorry, das verstehe ich nicht!"

„Ach nein? Sie haben mich doch vor allen kritisiert, weil ich ihn nicht intubiert habe!"

„Hä …?", antwortete Heister. „Ich habe dich doch nicht kritisiert! Warum auch? Junge, du hast hervorragende Arbeit geleistet! Ich habe dich doch nur gefragt, ob du ihn intubieren kannst?"

„Klar haben Sie das gefragt … Ob ich das kann!", konterte Klas mit einem bitterbösen Unterton in der Stimme. „Denken Sie wirklich, ich kann das nicht? Ich weiß genau, was Sie mir da durch die Blume sagen wollten …"

„Und was bitteschön?"

„Na, warum ich ihn nicht schon draußen intubiert und stabil beatmet zu euch rein gebracht habe …"

„Quatsch!", meinte Heister kopfschüttelnd. „Ich meinte doch, ob du ihn intubieren willst! Ich hätte dir dabei auch assistiert …"

2.3.2 Theorie

Selbstwert ist die Beziehung, die Sie zu sich selbst haben, also das Bild, das Sie von sich selbst haben. Was halten Sie von sich? Welche Ihrer Seiten mögen Sie? Mit welchen haben Sie dagegen Schwierigkeiten?

Das Selbstwertgefühl könnte für die Psyche das sein, was das Immunsystem für den Körper ist (Brandon 2015). Hoher Selbstwert kann dabei unterstützen, mit unangenehmen Emotionen, z. B. Ablehnung, Kritik oder Frustrationen, besser umzugehen. Menschen mit niedrigem Selbstwert neigen dazu, in Punkten, die sie an sich selbst ablehnen, Äußerungen von anderen Menschen persönlich zu nehmen bzw. als Kritik aufzufassen. Der Selbstwert trägt damit auch dazu bei, dass Menschen widerstandsfähiger gegen jede Form von psychischen Erkrankungen werden. Er spielt jedoch nicht nur im klinischen, sondern auch im alltäglichen Spektrum menschlicher Erfahrung eine zentrale Rolle. In diesem Kapitel möchten wir uns bewusst vor allem auf eben diesen alltäglichen Erfahrungsbereich beziehen. Menschen mit niedrigem Selbstwertgefühl können dies u. a. so äußern, dass sie sich oder andere abwerten (lästern), nur schwer empfänglich für Kritik sind oder ängstliches oder vermeidendes Verhalten zeigen. Laut Brandon beruht der Selbstwert auf sechs Säulen, die individuell zu betrachten und zu entwickeln sind. Diese Säulen können auch wie Füllstände einer Art innerer Becken betrachtet werden.

1. Bewusst leben
2. Sich selbst annehmen
3. Eigenverantwortlich leben
4. Sich selbstsicher behaupten
5. Zielgerichtet leben
6. Persönlich integer sein

▪ 1. Bewusst leben

Bewusst leben bezieht sich auf das Maß an Präsenz, mit dem ein Mensch lebt. Das heißt, in einer Situation nicht mit der Vergangenheit oder der Zukunft beschäftigt, sondern im Hier und Jetzt zu sein. Bewusst leben kann auch bedeuten, sich selbst darüber bewusst zu werden, wann man nicht selbstwertdienlich mit sich umgeht (z. B. indem man negative Gedankenschleifen führt oder andere abwertet).

▪ 2. Sich selbst annehmen

Unter diesem Aspekt des Selbstwertes ist gemeint, die eigenen Persönlichkeitsanteile anzunehmen. Dies meint insbesondere auch, unangenehme Seiten, die man an sich nicht mag, oder etwa persönliche Schwächen zu erkennen und auch dazu zu stehen. Es müssen allerdings nicht nur Eigenschaften sein, sondern sich selbst annehmen kann auch heißen, die eigenen, negativen Gedanken anzunehmen und zuzulassen, bevor man sie vorschnell abwertet, verurteilt oder unterdrückt.

▪ 3. Eigenverantwortlich leben

Eigenverantwortlich zu leben bedeutet in diesem Zusammenhang, die Verantwortung für das, was man ist, zu übernehmen. Es heißt auch, nichts von anderen zu fordern, was man selbst tun sollte, sondern immer mehr zu erkennen, was die eigene Verantwortung umfasst und was nicht. Sich selbst ehrlich zu reflektieren und zu hinterfragen ist ebenfalls ein weiterer Aspekt dieser Säule.

▪ 4. Sich selbstsicher behaupten

Hier ist gemeint, dass Menschen sich selbst zeigen, so wie sie sind. Sich selbstsicher zu behaupten bedeutet auch, die eigenen Bedürfnisse nicht nur zu erkennen, sondern sie auch anderen gegenüber offen anzusprechen und zu äußern. Es bedeutet, sich in Konflikten nicht übermäßig klein zu machen, sondern respektvoll gegenüber anderen auch für sich selbst einzustehen.

■ **5. Zielgerichtet leben**

Hier ist nicht nur gemeint, dass es für den Selbstwert sinnvoll sein kann, sich Ziele zu setzen, sondern auch, diese Ziele aktiv zu verfolgen. Wichtig ist insbesondere, dass es machbare Ziele sind. Dazu gehört auch, konsequent an der Umsetzung dieser Ziele zu arbeiten, d. h. dranzubleiben und sich auch von Rückschlägen auf dem Weg zum Ziel nicht abbringen zu lassen.

■ **6. Persönlich integer leben**

Hiermit ist gemeint, die eigenen Werte zu kennen und zu leben, und dass Wort und Tat möglichst übereinstimmen. Ein Mensch der integer ist, hält laut Brandon sein Wort gegenüber sich selbst und anderen und richtet sich auch nach moralischen Werten. Er weiß, wofür er steht und was für ihn unverhandelbar ist.

Eine Weiterentwicklung des Selbstwert-Konzepts bildet Christopher Mruk mit seinem Konzept der Selbstwertschätzung. Laut Mruk wurde in der bisherigen Forschung der Selbstwert vor allem mit Kompetenz gleichgesetzt, es spielt jedoch auch eine Rolle, für wie wertvoll ein Mensch sich selbst hält (Mruk 2018). Es gibt demnach Menschen, die ihr Selbstbild darauf aufbauen, sich als besonders wertvoll zu erachten oder sich für besonders kompetent zu halten. In beiden Fällen liegt ein hoher Selbstwert vor. Dieser hat allerdings nicht nur Vorteile, denn ein großes Ego will beschützt werden. Er geht oft einher mit narzisstischen Tendenzen und aggressivem Verhalten. Niedriger Selbstwert dagegen korreliert mit psychischer Anfälligkeit, Unsicherheit und Unzufriedenheit. Entscheidender, ob der Selbstwert möglichst hoch ist, ist daher, ob er stabil bzw. instabil ist. Stabil bedeutet, dass die Einschätzung angemessen ist, d. h., ein Mensch empfindet sich in ähnlichem Maße kompetent und wertvoll, und dies ist nicht abhängig von äußerer oder innerer Validierung (Erfolg/Misserfolg).

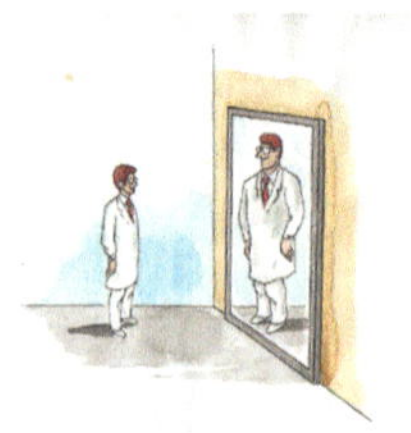

Hoher, instabiler Selbstwert

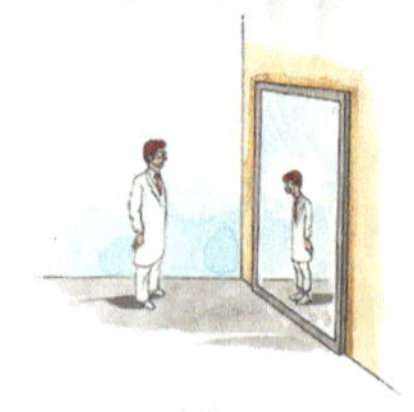

Niedriger, instabiler Selbstwert

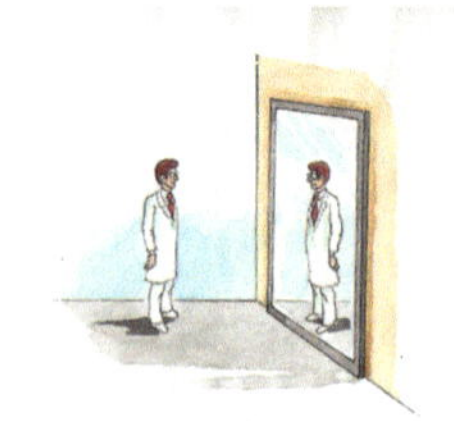

Stabiler Selbstwert

Aus diesen beiden Arten des Selbstbildes ergeben sich folgende vier Quadranten der Selbstwertschätzung (SWS). Mruk weist dabei ausdrücklich darauf hin, dass es sich nicht um Persönlichkeitseigenschaften oder Menschentypen handelt, sondern vielmehr um spezielle Haltungen, die von Situation zu Situation wechseln können.

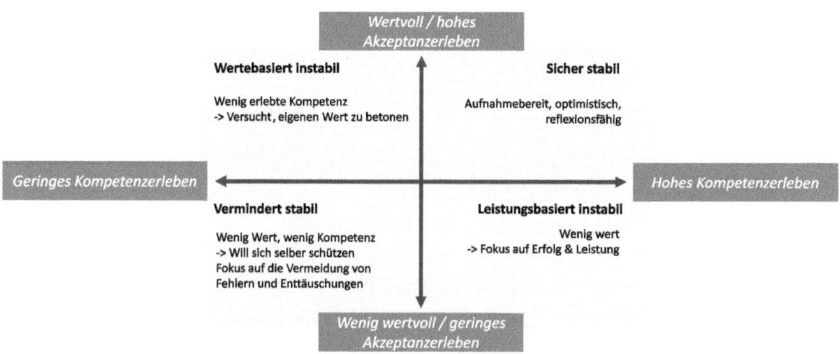

Quadranten der Selbstwertschätzung erweitert nach Mruk

Je nachdem, welche Haltung von Selbstwertschätzung eine Person einnimmt, hat dies positive oder negative Auswirkungen auf Ihr individuelles Erleben und Verhalten.

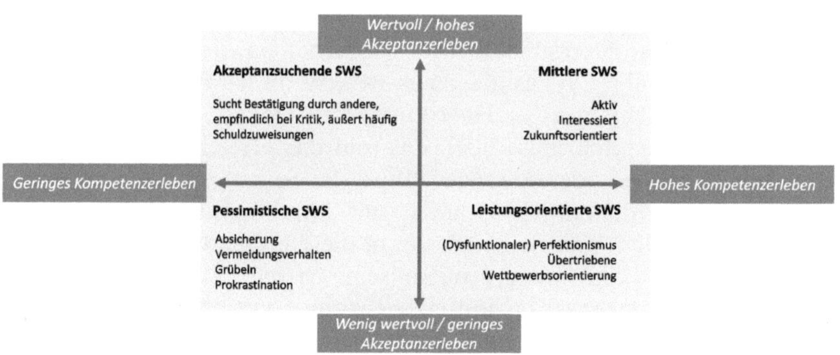

Quadranten der Selbstwertschätzung erweitert nach Mruk

Der Quadrant links oben zeigt eine instabile Selbstwertschätzung, die auf der eigenen Wertigkeit basiert. Das Problem dieses Quadranten ist es, dass man sich als inkompetent in relevanten Lebensbereichen erlebt. Kennen Sie Menschen, die nur schwer kritikfähig sind? Die sie „wie rohe Eier" behandeln müssen? Als Klas von Dr. Heister gefragt wird, ob er den Patienten intubieren kann, interpretiert dieser die Aussage des erfahrenen Arztes als Affront. Dadurch fühlt er sich angegriffen und beginnt sich zu rechtfertigen. Er interpretiert die sachliche Rückmeldung als Bewertung und entflieht sogar der Situation. Um den Selbstwert zu schützen, besteht die Selbstwertschätzung darin, dass der eigene Wert betont wird, andere Menschen abgewertet werden (z. B. durch Lästern), es wird Bestätigung gesucht, und Schuldzuweisungen werden gemacht. Kennen Sie Menschen, die manchmal beleidigt sind? Aus unserer Sicht bedeutet dies, mit Schuld zu führen. Das heißt, Menschen, die andere beeinflussen wollen, aber dies kommunikativ nicht schaffen, machen innerlich zu. Das zeigt sich darin, dass sie beleidigt sind, bis der andere sein Verhalten ändert und somit den Einfluss gewährt. Beleidigt sein hat meistens auch etwas mit dem eigenen Selbstwert zu tun.

Der Quadrant rechts unten zeigt ebenfalls eine instabile Selbstwertschätzung, diese ist allerdings kompetenzbasiert. Das Problem hierbei ist, dass der Betroffene sich zwar als kompetent erlebt, gleichzeitig jedoch nicht als wertvoll genug. Um den Selbstwert zu schützen, besteht die Selbstwertschätzung darin, dass noch mehr geleistet werden muss, in der Hoffnung, dass sich dann ein Gefühl von Wertigkeit einstellt. Typisches Verhalten können eine ungesunde, übertriebene Wettbewerbsorientierung sein, aggressives Verhalten gegenüber anderen, ein Zustand des „Getrieben-Seins". Menschen in dieser Haltung haben ständig das Gefühl, dass es nie genug ist. „Wenn ich nicht den Abschluss habe, bin ich nichts wert", „Hast Du keinen Doktor, bist du noch nicht gut genug" oder „Ich muss noch das und das erreichen, sonst ..." sind typische Gedanken oder Aussagen. Wird der Selbstwert bedroht, reagiert ein Mensch in diesem Quadranten mit überbordendem Leistungsverhalten. Bei Fehlern kann eine Person in diesem Quadranten sehr hart zu sich selbst sowie anderen gegenüber sein. Oftmals stecken hinter dieser Art der Überkompensation mittels Leistung sogenannte dysfunktionale perfektionistische Denk- und Verhaltensmuster, welche auch die Burnout-Gefahr erhöhen können (Altstötter-Gleich und Geisler 2017).

Es ist zu beachten, dass Menschen in belastenden Situationen blitzschnell zwischen Quadrant links oben (Schuldzuweisungen) und Quadrant rechts unten (Aggressives Verhalten) hin- und herwechseln können.

Der Quadrant links unten zeigt eine niedrige Selbstwertschätzung, da die Person sich als wenig wertvoll und gleichzeitig wenig kompetent erlebt. Die oberste Priorität dieser Haltung ist es, den bereits niedrigen Selbstwert gegen weiteres Absinken zu schützen. In der Folge verhält sich die Person ängstlich, vermeidet große Ziele und Herausforderungen und ist auch wenig offen für neue Erfahrungen. Betroffene erleben häufig Ängste, negative Emotionen und verfangen sich in Grübelschleifen. Sie denken eher pessimistisch und fokussieren tendenziell mehr auf die Vergangenheit als auf die Zukunft. Im Extremfall kann diese niedrige Selbstwertschätzung in Depressionen enden.

Quadrant rechts oben zeigt eine hohe Selbstwertschätzung. Die Person nimmt sich sowohl als kompetent als auch als wertvoll wahr. Ihr Verhalten ist proaktiv, offen für Neues und zukunftsorientiert. Sie ist reflexionsfähig, interessiert und optimistisch. Mit dieser Haltung ist es leicht möglich, aus neuen Erfahrungen zu lernen und sich somit kontinuierlich weiterzuentwickeln. Das Korrigieren der eigenen Fehler stellt kein Problem dar.

Es ist sinnvoller, den Selbstwert nicht als Ergebnis (hat man oder eben nicht), sondern als Prozess zu betrachten. Er bildet sich in sogenannten selbstwertbildenden Momenten, das sind solche, in denen Menschen Erfolg oder Misserfolg haben. Je nach dem, mit welcher Haltung von Selbstwertschätzung wir mit diesem Ereignis, insbesondere mit Misserfolgen, umgehen, bestimmt, wie sich unser Selbstwert langfristig entwickelt, d. h., ob er hoch, tief, stabil oder instabil wird.

Die Frage ist also: Wie können Sie eine hohe Selbstwertschätzung (also ein hoher und vor allem stabiler Selbstwert) für möglichst viele Bereiche des Lebens entwickeln?

Stellen Sie sich vor, Ihr bester Freund, Ihr Partner oder Ihr Kind macht einen schweren Fehler. Im Anschluss bekommen Sie mit, wie dieser Mensch sich selbst auch noch abwertet, z. B. indem er Dinge sagt wie „Ich Idiot! Warum musste mir das nur passieren?" oder „Ich bin so blöd, dass ich das immer wieder falsch mache!". Wie würden Sie mit ihm umgehen? Was würden Sie sagen, wie würden Sie sich verhalten? Gewöhnlich würden wir ihn trösten, unterstützen und unser Mitgefühl ausdrücken. Wie behandeln Sie sich dagegen selbst, wenn Sie mal einen Fehler machen?

In solchen oder ähnlichen Szenarien bietet das Konzept des Selbstmitgefühls nach Christin Neff eine hochwirksame Antwort. Erinnern Sie sich an die Vor- und Nachteile von hohem Selbstwert? Es deutet vieles darauf hin, dass mit der Haltung von Selbstmitgefühl die positiven Aspekte hohen Selbstwerts erreicht und gleichzeitig die negativen Aspekte vermieden werden (Neff 2015). Es bildet sich somit über einen Prozess eine stabile und hohe Selbstwertschätzung als Gewohnheit aus. Die folgenden drei Bestandteile sind zentral für die wirksame Haltung von Selbstmitgefühl:

- **1. Selbstfreundschaft**

In gleichem Maße mit sich selbst wie mit einem guten Freund umgehen trifft diesen Aspekt am meisten. Zentral geht es um Freundlichkeit und Akzeptanz gegenüber den eigenen Seiten der Persönlichkeit.

- **2. Verbundenheit**

Hier unterscheidet sich das Selbstmitgefühl vom Selbstmitleid – bei Letzterem geht es darum, dass ein Mensch sich alleine, als machtlos und nicht wertvoll empfindet. Selbstmitgefühl dagegen stellt die Beziehung zu anderen Menschen und das Erleben von Verbundenheit in den Vordergrund.

- **3. Achtsamkeit**

Sich selbst wahrzunehmen, wie man ist, ohne zu bewerten oder zu verurteilen. Dies entlastet vor allem emotional.

Mithilfe dieser Haltung des Selbstmitgefühls ist es einem Menschen möglich, vor allem schwierige und emotional belastende Erfahrungen, Misserfolge oder Enttäuschungen zu entschärfen, ohne seinen hohen Anspruch aufgeben zu müssen. Sich selbst gegenüber mit einer Haltung von Mitgefühl zu begegnen bedeutet ausdrücklich nicht, Probleme zu relativieren, den eigenen Ehrgeiz aufzugeben oder die Verantwortung abzugeben. Das Ziel sollte sein, dass Sie hohe Ansprüche und eine mitfühlende, freundliche Haltung sich selbst gegenüber gut ausbalanciert halten.

Interessanterweise ist diese Haltung von Mitgefühl gegenüber sich selbst in der westlichen Welt nur wenig verbreitet. Da wir in Europa gewöhnlich anders sozialisiert sind, kann es anfangs schwer sein, diese Haltung von Mitgefühl mit sich selbst zu entwickeln. Wie jede andere Fähigkeit ist es jedoch eine mentale Gewohnheit, die sich aufbauen und trainieren lässt. Der Schlüssel zum Aufbau von Gewohnheiten ist auch hierbei, sich Hinweisreize im Alltag zu setzen, die Ihnen bewusst machen,

Ihr Verhalten zu ändern, sowie möglichst kleinschrittige Ziele, um sich selbst nicht zu überfordern. Zusammen mit Erfolgserlebnissen stabilisiert sich so Ihre neue Gewohnheit immer mehr.

In der Kommunikation spielt der eigene Selbstwert eine entscheidende Rolle, wenn es darum geht, dass Sie selbst aufnahmebereit bleiben. Je höher und vor allem stabiler Ihr Selbstwert, umso besser können Sie in Konfliktsituationen ruhig und sachlich bleiben (Vuran und Weilandt im Druck).

2.3.3 Anwendung

Machen Sie sich bewusst, wo Sie in Sachen Selbstwert momentan stehen. Als kurze Reflexionsaufgabe schauen Sie sich die sechs Säulen des Selbstwertgefühls an. Stellen Sie sich vor, jede Säule steht für ein Glas mit einem gewissen Füllstand. Schätzen Sie intuitiv auf einer Skala von 1 bis 10 Ihren jeweiligen Füllstand ein.

Welchem Bereich möchten Sie in Zukunft mehr Beachtung schenken?

Machen Sie sich bewusst, welche persönlichen Seiten Sie beibehalten und welche Sie verändern möchten. Notieren Sie fünf Seiten, die Sie an sich mögen, und fünf Seiten, die Sie an sich nicht mögen. Was würde passieren, wenn Sie diese fünf negativen Seiten voll annehmen würden?

Wie gehen Sie damit um, wenn Sie einen Fehler gemacht haben? Welcher innere Dialog läuft bei Ihnen dann ab? Was müsste passieren, damit Sie in Zukunft rücksichtsvoller mit sich umgehen könnten?

Wählen Sie einen Lebensbereich, mit dem Sie unzufrieden sind, oder erinnern Sie sich an eine Situation, in der Sie einen schweren Fehler gemacht haben. Versetzen Sie sich nun in die Lage eines guten Freundes oder einer guten Freundin. Was würde dieser/diese zu Ihnen sagen? Wie würde er/sie sich verhalten? Schreiben Sie sich selbst einen Brief aus der Sicht dieses imaginären Freundes. Legen Sie den Brief ein paar Tage zur Seite. Wenn Sie sich danach fühlen, nehmen Sie den Brief zur Hand und lesen ihn achtsam durch. Was verändert sich dadurch bei Ihnen?

Wiederholen Sie diese Übung, wenn Sie merken, dass Sie bei Fehlern sehr hart mit sich selbst umgehen oder von emotional negativ belegten Situationen in der Vergangenheit nur schwer loslassen können.

Selbstmitgefühls-Leitspruch, erweitert nach Blickhan (Positive Psychologie – Ein Handbuch für die Praxis 2015): Erstellen Sie Ihr persönliches Notfallpflaster für akute Selbstwertverletzungen. Aus praktischer Erfahrung erfreuen sich die Studierenden oft der besonders hohen

Anwendungsnähe bei diesem Werkzeug. Eine Affirmation besteht aus bestimmten Sätzen, die Ihnen in akuten Situationen helfen sollen, sich emotional zu entlasten und Schäden von Ihrem Selbstwert abzuwehren. Je präziser Sie Ihre eigenen Worte verwenden, umso größer ist die Wirkung auf Ihre Emotionen. Es macht daher Sinn, mit den Formulierungen zu experimentieren und so Ihren individuellen und eigenen Leitspruch zu entwickeln, der für Sie persönlich besonders stimmig ist. Das Grundmuster des Leitspruchs lautet wie folgt:

» „Das ist jetzt gerade schwierig.
Aber es ist normal, es geht jedem Menschen mal so.
Ich kann jetzt trotzdem freundlich und verständnisvoll sein.
Ich kann Mitgefühl mit mir haben.“

Nutzen Sie das Grundmuster als Blaupause und finden Sie Ihre eigenen Sätze, die Sie spürbar entlasten. Testen Sie nun Ihren Leitspruch: Versetzen Sie sich in eine belastende Situation. Wo genau waren Sie damals? Was ist passiert? Wie ging es Ihnen? Wenn Sie die negative Emotion spüren, wenden Sie Ihre Affirmation mehrere Male an. Was verändert sich dadurch? Wie ändert sich Ihr Gefühl? Welche Gedanken kommen Ihnen? Spüren Sie die emotionale Entlastung? Passen Sie nun ggf. Ihre Formulierung an. Wie müssten die Sätze für Sie sein, damit Sie noch wirkungsvoller wären? Was müssten Sie dafür verändern? Wenden Sie Ihren Leitspruch immer dann an, wenn Sie merken, dass Sie hart zu sich selbst sind oder andere abwerten. Anmerkung für Perfektionisten: Es wird Situationen geben, in denen es schwerfällt oder manchmal gar unmöglich ist, Selbstmitgefühl mit sich aufzubringen. Seien Sie dennoch geduldig und üben Sie sich in einer mitfühlenderen Haltung sich selbst gegenüber.

2.3.4 Das Wichtigste in Kürze

Der Selbstwert ist das Immunsystem der Psyche. Dieses Immunsystem hilft nicht nur bei „schweren Erkrankungen", sondern vor allem auch bei den unangenehmen Frustrationen des alltäglichen Lebens. Es handelt sich hierbei um ein fundiertes psychologisches Konzept, nicht um einen alltagspsychologisch geborenen Mythos.

Der Selbstwert ist nicht als starr und statisch zu betrachten, sondern eher als ein Prozess geistiger Interpretationsgewohnheiten. Er wird insbesondere in Situationen, in denen Sie Erfolg oder Misserfolg haben, geformt. Vor allem in Situationen, die den Selbstwert bedrohen (Fehler, Rückschläge, Frustrationen, Scheitern etc.), ist es besonders wirkungsvoll, sich den Prozess der Selbstwertschätzung bewusst zu machen.

Mit sich selbst rücksichtsvoll, d. h. selbstwertdienlich, in solchen Situationen umzugehen heißt nicht, aus gemachten Fehlern nicht zu lernen oder gar seinen Anspruch an sich selbst herabzusetzen. Es geht vielmehr darum, mit hohen Ansprüchen selbstbestimmt zu leben, ohne den negativen, selbstwertschädigenden Auswirkungen selbiger anheimzufallen.

2.3.5 Reflexionsfragen

- Wie gehen Sie mit Ihrem besten Freund bzw. Ihrer besten Freundin um, wenn dieser/diese einen Fehler macht?
- Wie gehen Sie mit sich selbst um, wenn Sie einen Fehler machen?
- Wofür war es ggf. in der Vergangenheit für Sie wichtig, einen hohen Anspruch an sich selbst zu entwickeln?
- Was muss passieren, dass Sie noch besser mit sich umgehen, wenn Sie einen Fehler machen?
- Falls Sie das Gefühl haben, perfektionistisch zu sein: Sind Sie eher darauf bedacht, Ihre Ziele zu erreichen und Ihre hohen Ansprüche zu verfolgen? Oder treibt es Sie eher an, Fehler zu vermeiden?

2.3.6 Vertiefende Literatur

Altstötter-Gleich C, Geisler F (2017) Perfektionismus: Mit hohen Ansprüchen selbstbestimmt leben. BALANCE Buch + Medien Verlag, Köln

Brandon N (2015) Die sechs Säulen des Selbstwertgefühls. Piper, München

Mruk C (2018) Feeling good by doing good. Oxford University, Oxford

Vuran A, Seide G (2019) Promovieren heißt scheitern – Ein Konzept zur Selbstführung und Selbstverantwortung. Jünger Medien Verlag, Offenbach

2.4 **Stärken**

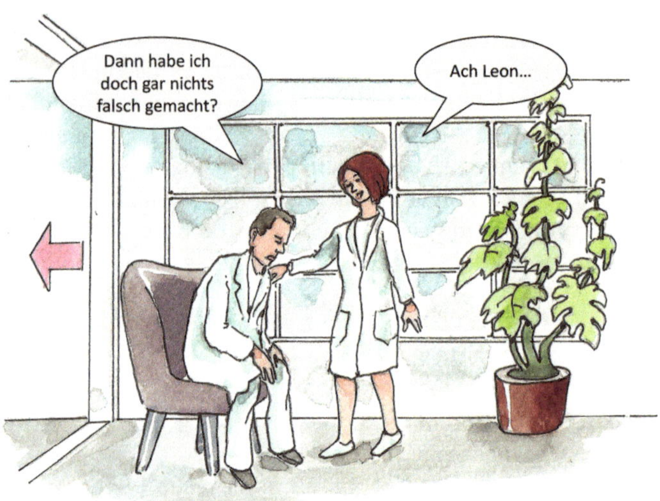

2.4.1 **Don't worry – stay cool!**

„O. K., Herr Kindermann, dann machen Sie bitte einmal den Oberkörper frei.", sagte Leon Beck, während er sich das Stethoskop anlegte. Der kräftige Herr zog das Oberteil seines Schlafanzuges aus und setzte sich in seinem Bett auf. Leon Beck, der junge angehende Arzt, setzte sich neben den Patienten aufs Bett und hörte dessen Herz ab. Der Zimmernachbar des Patienten Kindermann beobachtete alles minutiös.

„Sie machen das aber sehr genau, junger Mann. Bei Dr. Schuler geht das immer Zack-Zack!", stellte der Patient im Nachbarbett fest.

„Ja", antwortete Leon Beck nur und warf dem schmächtigen älteren Herrn im Bett nebenan nur einen flüchtigen, aber nicht gerade freundlichen Blick zu. Was muss der sich da einmischen, dachte sich Leon Beck etwas verärgert. Ja, er ließ sich Zeit. Schließlich hatte er ja noch nicht viel Erfahrung im Abhören von Patienten. „Das klingt eigentlich gar nicht schlecht, Herr Kindermann!"

„Mir geht es ja auch recht gut!", meinte Herr Kindermann. „Außer, dass mein Blutdruck zu hoch ist … Aber dafür nehme ich ja Medikamente. Ansonsten geht es mir ganz gut."

„Beugen Sie sich bitte ein bisschen nach vorne!", sagte Leon Beck und wechselte seine Sitzposition, damit er dem Patienten am Rücken die Lunge abhören konnte. „So und jetzt bitte tief ein- und wieder ausatmen!"

Herr Kindermann atmete ein erstes Mal tief ein und anschließend wieder aus. Währenddessen positionierte Leon Beck das Stethoskop an verschiedenen Positionen. Herr Kindermann atmete ein zweites Mal tief ein und wieder aus. Dann ein drittes Mal …

„Oohhh …, was …" Urplötzlich wurde Herr Kindermann kurzatmig und begann heftig zu husten. Leon Beck erschrak und nahm instinktiv das Stethoskop weg. Herr Kindermann hustete sich fast die Lunge aus dem Leib und rang nach Luft. Plötzlich sackte er in sich zusammen.

„Herr Kindermann, was ist denn?", rief Leon Beck. Doch der Patient reagierte nicht. Er hatte das Bewusstsein verloren. Schnell legte Leon ihn auf das Bett. Das Gesicht des Patienten wurde blass und fahl. Panik machte sich in Leon breit. Was sollte er tun? Leons Puls raste, „Herr Kindermann, Herr Kindermann!"

„Mensch tun Sie doch endlich was!", schrie der Bettnachbar. Leon bekam panische Angst. Wie es wohl jedem ‚normalen' Menschen ergeht, wenn ein anderer vor seinen Augen plötzlich zusammenbricht und das Bewusstsein verliert. Viele Male wurden solche Situationen an der Uni simuliert. Doch in diesem Moment war alles weg. Leon rannte zur Tür des Krankenzimmers und wollte sie gerade aufreißen. Tat dies aber nicht. Ihm fiel ein, dass er einen Patienten auf keinen Fall alleine lassen darf. So eilte er zurück zu dem regungslosen Herrn Kindermann. Was mache ich nur, schoss es ihm durch den Kopf. Der Klingelknopf für die Schwester! Leon griff nach ihm und drückte ihn in seiner Verzweiflung. Sein Puls raste noch mehr. Leon fühlte sich ohnmächtig, wusste aber, dass er dringend etwas tun musste. Aber was? Leon drückte noch einmal den Klingelknopf. Da fiel ihm der Notfallalgorithmus ein, die ABCD-Regel. Wie war das gleich noch? ‚A' wie Atmung prüfen. Herr Kindermann schnappte etwas nach Luft. Leon fühlte den Puls. Sehr schwach, aber er fühlte ihn.

„Was ist denn?", fragte Schwester Steffi, als sie zur Türe hereinkam.

„Er ist plötzlich synkopiert!"

„Verflucht!", entfuhr es der Schwester und schaute auf den blassen, bewusstlosen Patienten. „Wo ist Schuler?"

„Im OP!"

„Mist!", rief die Schwester und löste sofort den Notfallalarm aus.

Es dauerte nur wenige Minuten, bis das Notfallteam der Anästhesie eintraf. In Windeseile prüften die Anästhesisten Atmung, Puls und Herzrhythmus über die zwischenzeitlich aufgeklebten Defi-Elektroden.

„Herzstillstand!", rief einer der Anästhesisten aufgeregt. Dazu gesellte sich ein durch Mark und Bein gehendes Piepsen.

„Adrenalin!", rief ein anderer Anästhesist und begann sofort mit der Herzdruckmassage und Beatmung über den inzwischen platzierten Tubus.

Die beiden Anästhesisten gaben alles. Mehrere Minuten lang versuchten sie mittels Gaben von Adrenalin und Herzdruckmassage den Patienten zu reanimieren. Bis der eine Anästhesist, mittlerweile mit dicken Schweißperlen auf der Stirn, die Massage beendete. Er schaute seinen Kollegen und dann Leon Beck an und schüttelte den Kopf.

„Exitus. Verdammte Scheiße!", meinte einer der Anästhesisten. Sein Blick fiel auf Leon, den er mit einem vorwurfsvollen Blick ansah.

„Uuaahh …!", schrie Leon Beck und schoss in seinem Bett hoch. Er war klitschnass geschwitzt und zitterte am ganzen Körper. Leon atmete, wie wenn er gerade einen 100-m-Sprint absolviert hätte. Es dauerte ein paar Minuten, bis er die Situation realisieren konnte: Er hatte geträumt. Gott sei Dank! Nach etwa weiteren zehn Minuten hatte sich der junge, sportliche Mann wieder gefangen und ging duschen. Während das warme Wasser über seine Haut lief und die letzten Spuren seines Albtraums wegspülte, dachte Leon nach und ließ den Vortag, welcher sich in der Tat so ähnlich abgespielt hatte wie sein Traum, vor seinem geistigen Auge noch einmal Revue passieren – der Patient Kindermann hatte die Situation zum Glück überlebt.

Leon hatte seine Famulatur auf der gefäßchirurgischen Station der Uniklinik so sehr herbeigesehnt. Endlich ging es gestern los mit der klinischen Tätigkeit und der Praxis des Arztberufs. Nach dem vielen Büffeln fürs Examen und einem dreiwöchigen Radurlaub in Südtirol. Leon war unendlich stolz, als er sich den weißen Kittel mit dem Namensschild der Klinik überzog. Nun sehe ich zumindest schon aus wie ein richtiger Arzt, hatte sich Leon gedacht.

Zuerst lief gestern auch alles perfekt. Das Stationsteam hatte Leon freundlich empfangen. Vor allem der Stationsarzt Dr. Schuler. Ein Mann Mitte 30, etwas untersetzt und alles andere als sportlich. Genau das Gegenteil von Leon Beck. Aber dafür war er supergut drauf, der Stationsarzt. Und immer einen lockeren Spruch auf den Lippen, der manchmal sogar richtig grenzwertig sein konnte. Die Schwestern und Pfleger empfingen Leon genauso freundlich und gaben sich Mühe, dem jungen Famulanten den Einstig in seinen Job so angenehm wie nur möglich zu machen. Nur die Oberschwester Hildegard war ein bisschen kratzbürstig. Aber Dr. Schuler und der Pfleger Knut hatten Leon in ihrer ureigenen Art auf den etwas reservierten ‚Stationsdrachen' vorbereitet, indem sie einen ihrer typischen Witze zum Besten gaben. Zum Lachen kam er nicht mehr, denn in diesem Augenblick stand Oberschwester Hildegard in der Tür.

„Haben Sie den Neuen eingewiesen, oder soll ich das machen?", fragte Schwester Hildegard.

„Oberschwester!", sagte Dr. Schuler und verkniff sich sein Lachen. „Gerade haben wir von Ihnen gesprochen und unserem neuen Kollegen erzählt, dass Sie die gute Seele unserer Station sind. Ja, ich habe Herrn Beck bereits eingewiesen."

Das stimmte zwar nicht, aber Dr. Schuler holte dies augenblicklich nach. Leons vordringliche Aufgaben an diesem Tag waren die Erfassungen der Neuaufnahmen und zwei Untersuchungen. Am Nachmittag sollte er dann die Anamnese und den körperlichen Befund der beiden Neuaufnahmen bei der Visite am Nachmittag vorstellen. Dr. Schuler hatte an diesem Vormittag eine Operation und musste schnell in den OP. Der erste Patient, den Leon zu untersuchen hatte, war Martin Kindermann. Ein 67-jähriger, kräftiger Mann. Er wurde zu einer elektiven Aortenoperation ins Klinikum überwiesen und sollte am nächsten Tag operiert werden.

„Guten Morgen meine Herren", sagte Leon Beck freundlich, als er in das Zweibettzimmer kam.

„Guten Morgen!", gaben die beiden Patienten fast zeitgleich zurück.

„So Herr Kindermann, ich bin hier, um Sie gründlich zu untersuchen. Wie geht es Ihnen, und aus welchem Grund sind Sie bei uns?", fragte Leon wiederum sehr freundlich. Natürlich wusste er bereits, wie es um den Patienten bestellt war. Aber an der Uni hatte er gelernt, dass Patienten vor allem auch Menschen sind. Und Menschen reden nun einmal gerne. Darum begann er ein Gespräch mit Herrn Kindermann. Der war ebenfalls sehr freundlich und erzählte dem jungen, angehenden Arzt, dass bei ihm bei einer Vorsorgeuntersuchung eine Vergrößerung der Schlagader festgestellt worden sei.

„Sonst habe ich keine Beschwerden", erzählte Herr Kindermann, „nur ab und zu mal ein komisches Ziehen in der Nabelgegend. Im Großen und Ganzen fühle ich mich wohl, arbeite jeden Tag im Garten und gehe regelmäßig mit meinem Hund spazieren. Na ja, ich habe seit ca. 20 Jahren Bluthochdruck und nehme deshalb Medikamente. Sonst habe ich nichts!"

„Vor etwa 25 Jahren hatten Sie aber eine Gallenoperation. Stimmt das?" Leon Beck las es aus den Unterlagen heraus und schaute Herrn Kindermann fragend an. Der bestätigte es und meinte noch, dass er diese erforderliche Operation nun schnell hinter sich bringen und nach der Genesung mit seiner Frau eine Weltreise machen wollte.

„O.K., Herr Kindermann, dann machen Sie bitte einmal den Oberkörper frei.", sagte Leon Beck, während er sich das Stethoskop anlegte.

Leon spürte, wie das warme Wasser wohltuend über seinen Rücken lief, während er darüber nachdachte, wie der Vorfall mit Herrn Kindermann am gestrigen Tag wirklich ausgegangen war. Nach einigen Minuten Herzdruckmassage zeigte sich im Gegensatz zum Traum wieder eine Eigenaktivität des Herzens. Die erfahrenen Anästhesisten intubierten den Patienten und schlossen ihn an ein Beatmungsgerät an. So wie man das in solchen Fällen eben macht. Genau so, wie es Leon Beck an der Uni auch immer wieder geübt hatte. Herr Kindermann wurde wegen Verdachts auf Ruptur des Aortenaneurysmas umgehend in den OP gebracht und notoperiert. Die Operation verlief erfolgreich, der Kreislauf des Patienten stabilisierte sich, und es konnte eine Gefäßprothese eingesetzt werden.

Warum ist mir das passiert, fragte sich Leon immer wieder. Warum bin ich praktisch am Patienten gescheitert, obwohl ich doch dieses gesamte Wissen für Notfalleinsätze vor kurzem noch fürs Staatsexamen gelernt habe? Herr Kindermann wurde nach erfolgreicher OP auf die Intensivstation verlegt, wo ihn Leon am Morgen unmittelbar vor Dienstantritt kurz besuchte. Als der junge Famulant seinen Dienst auf der Station erledigte, tat er das den ganzen Tag lang mit ziemlich gedrückter Stimmung. Die Notfallsituation vom Vortag beschäftigte ihn. Ein gesunder und sehr netter Patient erlitt unter seinen Händen einen Kreislaufstillstand, und Leon war nicht fähig, sein gesamtes erlerntes Wissen anzuwenden. Das ging ihm nicht aus dem Kopf. Den ganzen Tag lang nicht. Seinen Kollegen und auch Schwestern und Pflegern fiel ebenfalls auf, dass er alles andere als gut drauf war und ein Problem hatte. Leon ging den anderen aber so weit wie möglich aus dem Weg. Er sonderte sich ab und sprach nur das Nötigste.

Am Nachmittag saß Leon während seiner Pause allein im Aufenthaltsraum, trank einen Kaffee und starrte nur niedergeschlagen zum Fenster raus.

„Na, alles klar bei Ihnen?", fragte eine weibliche Stimme. Leon dreht sich um und erblickte Oberschwester Hildegard.

„So lala!", antwortete Leon.

„So lala?", wiederholte Hildegard und setzte sich neben Leon. Der wusste nicht recht, wie er sich verhalten sollte. „Sie sollten nicht den Kopf hängen lassen, Herr Beck. Wenn Sie gestern nicht da gewesen wären, würde Herr Kindermann heute nicht mehr leben."

„Was sagen Sie da?", fragte Leon und schaute die Oberschwester fragend an. „Ich habe doch komplett versagt und alles falsch gemacht, was man nur falsch machen kann."

„Was reden Sie da für einen Unsinn?", antwortete Hildegard und erzählte Leon, dass sie bei einem Gespräch von Dr. Schuler und Oberarzt Dr. Zaddach anwesend war, als die beiden die Befunde analysierten. Dabei erklärte der Oberarzt das Risiko eines Aneurysmas, wenn es wie bei Herrn Kindermann eine bestimmte Größe erreicht hatte. Aufgrund dieses erhöhten Blutungsrisikos war die Operation geplant, die am Vortag notfallmäßig stattgefunden hatte. „Dr. Zaddach meinte, dass die akute Situation gestern absolut nicht vorhersehbar war. Herr Kindermann hatte großes Glück, dass die Ruptur in dem Moment passierte, als Sie ihn untersuchten. Sonst wäre bei dieser starken Blutung aus der Bauchschlagader wohl jede Hilfe zu spät gekommen. Da Sie gleich reagierten, konnte er schnellstmöglich reanimiert und operiert werden."

„Dann habe ich also gar nichts falsch gemacht?"

„Ach Leon …", meinte Hildegard. In diesem Moment wirkte die Oberschwester wie eine treusorgende Mutter, die ihrem Sohn Mut machen will. „Ich habe schon so viele Famulanten erlebt, junge Frauen und Männer wie Sie. Die sind am Anfang so sehr damit beschäftigt, bloß nichts falsch zu machen, dass Sie ganz vergessen, was sie gelernt haben und was sie eigentlich können." Die Oberschwester schaute auf die Uhr und stand auf. Dann sagte sie noch: „Bei uns alten Pflege-Dinosauriern gibt es einen Spruch, den wir für euch Jung-Ärzte kreiert haben …"

„Und?", fragte Leon und schaute die Oberschwester erwartungsvoll an.

„Don't worry – Stay cool!"

Leon musste lachen, als er das hörte und ihm die Oberschwester noch ermutigend auf die Schulter klopfte, bevor sie den Raum verließ. In diesem Moment fühlte sich Leon Beck so sehr erleichtert. Doch er schämte sich auch ein bisschen, weil er am Vortag über die kleinen Bosheiten von Dr. Schuler und Pfleger Knut gegen Oberschwester Hildegard mitgelacht hatte, sie nun aber so einfühlsam ihm gegenüber reagiert hat.

2.4.2 Theorie

Wie bewusst sind Sie sich Ihrer Stärken? Können Sie Ihre fünf größten Stärken aus dem Stand aufzählen? Wenn nicht, empfehlen wir Ihnen die intensive Lektüre dieses Kapitels. Das Bewusstsein und der Einsatz sowie die konsequente Weiterentwicklung der persönlichen Stärken zählen nämlich zu den wirkungsvollsten Ansätzen, die die Selbstführung zu bieten hat.

Stellen Sie sich vor, Sie befinden sich auf einem Segelboot auf dem Meer. Seit sie das letzte Mal Land am Horizont sehen konnten, sind mehrere Stunden vergangen. Plötzlich bemerken Sie, dass Wasser auf dem

Schiffsboden zu sehen ist. Nach einiger Zeit entdecken Sie ein kleineres Loch, gerade groß genug, als dass Sie es nicht ignorieren können, und gleichzeitig so klein, dass Sie nicht davon ausgehen müssen, unmittelbar zu sinken. Wie würden Sie reagieren? Würden Sie zuerst versuchen, das Loch auszubessern? Würden Sie überlegen, wie Sie zum nächsten Ufer gelangen? Würden Sie die Segel hissen, um sich in Bewegung zu setzen und das Loch gar ignorieren? Wie lange würden Sie sich mit dem Loch beschäftigen?

Diese Metapher soll eins verdeutlichen: Gewöhnlich sind Menschen selten darauf fokussiert, primär ihre Stärken (im Beispiel oben wären das die Segel) zu nutzen, sondern vielmehr ihre Schwächen (das Loch im Schiffsboden) zu kompensieren. Selbstverständlich ist es wichtig, seine Schwächen nicht zu ignorieren. Entscheidend ist jedoch Folgendes: Selbst wenn Sie Ihre Schwächen perfekt kompensieren (also das Loch flicken), heißt das nicht, dass Sie auch mit Kraft vorankommen (die Segel hissen und Fahrt aufnehmen). Oder anders: Ein Herzchirurg wird in seiner Disziplin nicht dadurch besser, dass er versucht, ein weniger schlechter Hirnchirurg zu sein. Sondern indem er sich in seinem speziellen Fach weiterentwickelt.

Unter Stärken verstehen wir eine beständige hohe Leistung in einer Tätigkeit (Duden 2011). Mit Schwächen sind nicht zieldienliche persönliche Eigenschaften in einem bestimmten Kontext gemeint. An dieser Stelle gilt es weiter zu unterscheiden: Handelt es sich bei einer Schwäche um eine schlechte Angewohnheit? Zu-spät-Kommen ist beispielsweise keine Schwäche! Oder etwa um eine nicht erlernte Fähigkeit? Wenn Sie z. B. später in China arbeiten möchten, aber kein Mandarin sprechen, so handelt es sich auch um keine Schwäche, sondern eine nicht erlernte Fähigkeit.

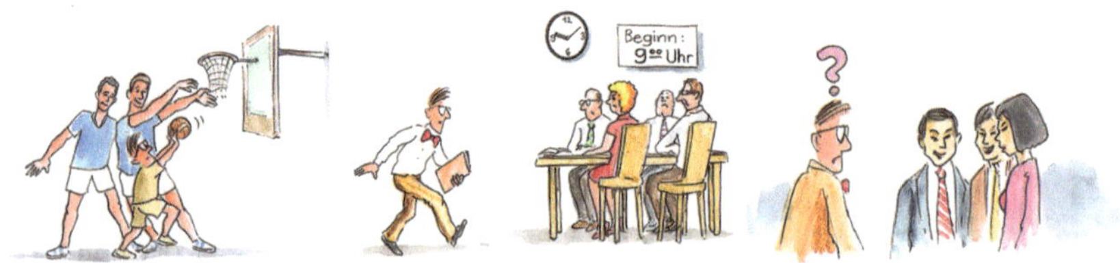

Die Frage, ob Stärken angeboren oder entwickelt sind, ist je nach wissenschaftlichem Lager strittig (Buckingham 2011; Coyle 2009; Gladwell 2009). Auf der Hand liegt jedoch, dass es gewisse Talente zu geben scheint, die mit Disziplin und Arbeit zu echten Stärken entwickelt werden können. Die Herausforderung dabei ist aber oft, dass uns Stärken, weil sie für uns selbstverständlich sind, im Gegensatz zu Schwächen nicht so leicht auffallen.

Ein Aspekt, den jede Stärke an sich hat, ist, dass Sie immer kontextabhängig wirkt. Eine große Stärke kann in einer Situation eine Stärke, in einer anderen Situation eine echte Schwäche sein. So hilft Schwester Hildegards direkte und dominante Art ihr, die Station zu organisieren und das Personal anzuleiten; bei dem einen oder anderen Kollegen eckt sie mit dieser offenen Art dagegen manchmal an und läuft Gefahr, dessen Aufnahmebereitschaft zu verlieren. Es geht also neben der Entdeckung und Entwicklung der eigenen Stärken auch darum, zu erkennen, wann Sie welche Stärke brauchen, und vor allem, wann es wichtig sein kann, diese Stärke zu führen. So kann z. B. ein sehr ausgeprägtes Verantwortungsbewusstsein bei Ärzten dazu führen, dass Sie dem Patienten zu viel abnehmen, was dazu führt, dass der Patient bestimmte Dinge, die in seiner Verantwortung liegen, nicht länger übernimmt.

Viele Menschen versuchen ihre Persönlichkeit zu entwickeln, indem Sie der Annahme folgen, dass Sie am effektivsten sind, wenn Sie alle ihre Schwächen ausgemerzt haben. Dies ist jedoch ein Irrtum. Eine Rose blüht auch nicht nur deswegen auf, wenn das Unkraut beseitigt ist. Sie braucht außerdem Wasser und Dünger. Nur weil Sie alle Gründe zur Unzufriedenheit beseitigen, heißt das noch nicht, dass Sie automatisch zufrieden sind. Das Einzige, das Sie aus Sicht Ihrer Persönlichkeitsentwicklung aus Fehlern lernen können, ist, genau diese Fehler in Zukunft zu vermeiden. Wenn Sie herausragende Leistungen erzielen möchten, führt der Weg über die Schärfung Ihrer Stärken. Zudem erhöht der bewusste Einsatz von Stärken unmittelbar Ihr Selbstvertrauen. In der Praxis stellt es oftmals eine Herausforderung dar, diese stärkenorientierte Haltung beizubehalten. Gehen Sie nicht zwangsläufig davon aus, dass es reicht, etwa einen Stärkentest einmalig auszuführen. Erst wenn Sie den an sich selbst erkannten Stärken kontinuierlich Beachtung schenken, verstehen, wie diese in Ihrem Leben zum Einsatz kommen und wie sie Ihre Stärken weiterentwickeln können, bildet sich über die Dauer der Zeit eine neue Gewohnheit. So wird aus einer defizitär geprägten Haltung eine stärkenorientierte Haltung.

Was sollten Sie also konkret tun für einen wirkungsvollen Umgang mit den eigenen Fähigkeiten? Konzentrieren Sie sich konsequent auf Ihre Stärken, indem Sie diese kontinuierlich weiterentwickeln und ausbauen. Fragen Sie sich in schwierigen Situationen öfter mal: „Was kann ich gut? Welche meiner Stärken könnten mir jetzt helfen?" Prüfen Sie fortlaufend, in welchen Kontexten Sie Ihre Stärken noch erfolgreich einsetzen können. Seien Sie dabei kreativ! Holen Sie sich Feedback von Ihrer Umgebung! Differenzieren Sie zwischen nicht erlernten Fähigkeiten, schlechten Gewohnheiten und echten Schwächen. Schenken Sie Ihren Schwächen nur dann Beachtung, wenn diese nicht tolerierbar sind, und zwar in Bereichen Ihres Lebens, in denen Sie wichtige Ziele erreichen möchten. Kümmern Sie sich um die relevanten schlechten Gewohnheiten sowie den systematischen Aufbau von benötigten Fähigkeiten.

2.4.3 Anwendung

- Listen Sie Ihre nicht erlernten Fähigkeiten auf, die Sie zur Erreichung Ihrer Ziele benötigen.
- Listen Sie Ihre schlechten Gewohnheiten auf, die Sie bei der Erreichung Ihrer Ziele hindern.
- Listen Sie Ihre Schwächen auf, die Sie zur Erreichung Ihrer Ziele nicht tolerieren können.
- Wie möchten Sie in Zukunft mit diesen Schwächen umgehen? Wer könnte Sie hierbei unterstützen?
- Was können Sie gut? Was sind Ihre Stärken? Fragen Sie Ihr Umfeld nach Rückmeldungen dazu. Holen Sie sich Feedback aus Familie, Freundeskreis und dem beruflichen Umfeld.
- Absolvieren Sie einen Stärkentest (z. B. VIA [▶ www.charakterstaerken.org], Gallup Institut etc.). Was sind Ihre Erkenntnisse?
- Welche Ihrer Stärken wird in einem anderen Kontext zu einer Schwäche?
- Was tun Sie, um Ihre Stärken kontinuierlich weiterzuentwickeln?

Stärken Sie Ihre Stärken: Wählen Sie sich für eine Ihrer Stärken, die Sie weiterentwickeln möchten, ein Vorbild. Beschäftigen Sie sich anschließend intensiv mit diesem Vorbild, indem Sie eine Biografie lesen, einen Film mit ihm anschauen, es befragen. Bringen Sie intensiv in Erfahrung, wie dieses Vorbild die Stärke kultiviert hat und weiterentwickelt bzw. umsetzt.

2.4.4 Das Wichtigste in Kürze

Jede Stärke, die Sie haben, kann in einem anderen Kontext auch eine Schwäche sein – und umgekehrt. Die Herausforderung im Entdecken der eigenen Stärken ist oftmals, dass Stärken meistens Gewohnheiten sind, die Sie selbst weniger Energie kosten und dafür sorgen, dass Ihnen bestimmte Dinge leichter von der Hand gehen. Somit fallen Sie uns seltener auf, als wenn Sie durch eine Schwäche einen Fehler machen und unangenehme Emotionen empfinden.

Um die eigenen Stärken noch besser zu erkennen, ist es wichtig, sich nicht nur auf Tests zu verlassen, sondern auch auf Rückmeldungen aus Ihrem persönlichen Umfeld. Die eigenen Stärken intellektuell zu erkennen heißt noch nicht, dass Sie sie auch konsequent anwenden. Führen Sie beispielsweise ein Stärkentagebuch, um Ihre erkannten Stärken bewusst zu trainieren.

Selbst wenn Ihnen die eigenen Stärken bewusst sind und sie diese konsequent anwenden, heißt es noch nicht zwangsläufig, dass diese Stärken sich auch kontinuierlich weiterentwickeln. Stärken Sie Ihre Stärken!

Unterscheiden Sie bei Schwächen: Handelt es sich um eine schlechte Gewohnheit, eine nicht erlernte Fähigkeit oder eine echte Schwäche? Stärken müssen nicht zwangsläufig etwas sein, das Sie gut finden und das Ihnen auch jederzeit Spaß macht. Die eigenen Stärken zu kennen und einzusetzen erhöht Ihr Selbstvertrauen, Ihr Wohlbefinden und Ihre psychische Widerstandsfähigkeit.

Spitzenleistung entsteht durch die konsequente Weiterentwicklung Ihrer Stärken, nicht nur das konsequente Ausmerzen Ihrer Schwächen.

2.4.5 Reflexionsfragen

- Was sind Ihre Top-Stärken?
- Wie setzen Sie Ihre Top-Stärken täglich ein?
- Was ist Ihre größte Schwäche?
- Was können andere von Ihnen lernen?
- Wo brauchen Sie Unterstützung?
- Welche Stärken müssen Sie entwickeln oder weiterentwickeln, damit Sie Ihr Wofür und Ihre Werte leben können? Was muss dafür passieren?
- Welche Stärke würden Sie gerne entwickeln?

2.4.6 Vertiefende Literatur

Buckingham M (2011) Entdecken Sie Ihre Stärken jetzt! Das Gallup-Prinzip für individuelle Entwicklung und erfolgreiche Führung. Campus, Frankfurt

2.5 Ängste

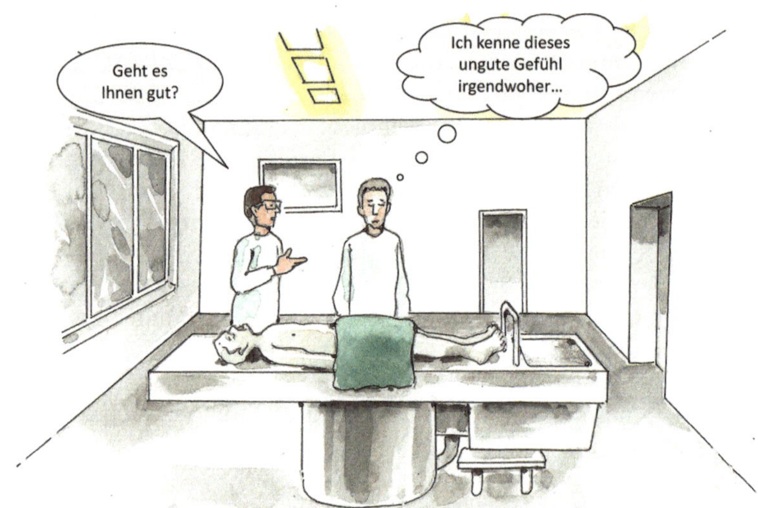

2.5.1 Black-out und Schweißausbruch

Die Strahlen der warmen Abendsonne spiegelten sich auf dem Wasser des kleinen Sees, der mitten in der Stadt lag. Bei diesem schönen Wetter waren Martina und Gerald nicht die einzigen, die sich auf diesem Weg, der rund um den See führte, sportlich betätigten. Viele Leute zog es an diesem Abend in den Park. Einige trieben Sport, so wie Martina und Gerald, joggten und marschierten eifrigen Schrittes, mit Nordic-Walking-Stöcken ausgestattet, dahin. Und dann gab es da auch noch die unzähligen Spaziergänger oder viele Leute, die einfach nur den Feierabend genossen und raus wollten. An den Uferböschungen fand man kaum einen freien Platz. Überall hatten sich die Menschen ausgebreitet.

„Also für mich reicht es, Gerald!", meinte Martina, als die beiden gerade die große Runde um den See beendet hatten.

„O.K!", sagte Gerald, passte sich seiner Laufkollegin an und drosselte sein Tempo. „Ich mach noch eine oder zwei Runden."

„Ja klar!", antwortete Martina lächelnd. Die braunhaarige junge Frau berührte Gerald kurz an der Schulter. So ganz beiläufig, aber nicht unabsichtlich. Der drahtige, sehr schlanke und gut trainierte junge Mann hatte es ihr anscheinend angetan.

„Ich wünsch dir was!", rief Gerald Martina noch zu und nahm wieder sein gewohntes Lauftempo auf.

„Ich dir auch! Und Gerald …" Gerald hielt noch einmal kurz inne und dreht sich zu seiner Laufkollegin um, die ihm noch etwas sagen wollte. „Nach dem Physikum wird alles besser. Dann kann dich nur noch der Tod davon abhalten, Arzt zu werden."

Gerald schmunzelte, als er das hörte, winkte seiner Laufkollegin noch einmal kurz zu, drehte sich um und lief weiter. Etwas schneller als die ersten beiden Runden.

Gerald war gut drauf. Zum einen hatte der ambitionierte Läufer, der bis vor gut zwei Jahren noch aktiv Leichtathletik betrieben hatte und zu den besten Mittelstrecklern seiner Region zählte, noch etwa eine knappe Stunde Trainingseinheit vor sich. Grundlagentraining. Das bedeutete langsames, ruhiges Joggingtempo. Das machte Gerald regelmäßig. Soweit er es neben seinem Medizinstudium noch in seinen ziemlich straffen Tagesplan unterbringen konnte. Durch Läufe dieser Art konnte er seine Form auf einem Level halten, die es ihm ermöglichte, später wieder aktiv in die Leichtathletik einzusteigen. Wenn er mal wieder etwas mehr Zeit für seinen Sport haben sollte. Ja, wenn das Wörtchen ‚wenn' nicht wäre, dachte sich Gerald, als er locker durch den Park mit den vielen Leuten trabte. Doch der Erhalt einer einigermaßen akzeptablen Kondition war für den einstigen Mittelstreckenläufer nicht der einzige Grund, warum er an diesem Abend trainierte. Er hatte nun die ersten Semester seines Medizinstudiums hinter sich, und es stand die erste ärztliche Prüfung an: das Physikum! Und wie es seine Kollegin Martina gerade angedeutete hatte, das ist nicht irgendeine Prüfung. Über das Physikum kursieren allerlei Gerüchte durch die Unis. Für manch einen ist es DIE entscheidende Prüfung auf dem Weg zum Arzt. Es war auch kein Zufall, dass gerade Martina mit Gerald zum Laufen gegangen war. Sie hatte das Physikum bereits vor einem Jahr erfolgreich absolviert und Gerald einige nützliche Tipps gegeben. Unter anderen den, dass die Vorbereitung auf das Physikum doch ziemlich stressig sein kann und jeder Student gut daran tut, sich mit etwas ganz anderem abzureagieren. Martina nahm auch genau aus diesem Grund ihr Lauftraining auf.

Als Gerald so locker und in perfektem Stil durch den Stadtpark, am Ufer des schönen Sees, entlangtrabte, ließ er die ersten erfolgreich absolvierten Semester vor seinem geistigen Auge Revue passieren. Das war eine lange, sehr schöne, aber vor allem auch echt harte Zeit. Damals das Einser-Abitur und anschließend der Medizinertest. Danach wurde er von seiner heutigen Uni auf Studierfähigkeit getestet. Kein schneller und schon gar kein einfacher Weg. Umso mehr hatte sich Gerald damals gefreut, als der begehrte Zulassungsbescheid eines Morgens im Briefkasten lag. Da war die erste Hürde erfolgreich genommen, und Gerald fühlte sich – wie viele andere – erst einmal wie ein ‚Master of the Universe'. Nichtsahnend, wie sich recht schnell herausstellen sollte.

„Willkommen im schönsten Studiengang der Welt!", meinte der Professor in Geralds erster Vorlesung. Daran erinnerte er sich, wie wenn es gestern gewesen wäre. Das fast schon schadenfrohe Grinsen des erfahrenen Dozenten hatte Gerald natürlich auch nicht vergessen. Sie waren ja alle noch so sehr naiv, die Erstis. Gerald erinnerte sich auch noch sehr gut an seinen ersten Eindruck über seine Studienkolleginnen und Kollegen. Euphorisch und mindestens genauso selbstbewusst wie er hatten sie auf den frühstücksbrettgroßen Tischen ihre Laptops, Kaffeebecher, Schreibblöcke und Marker, die die gesamte Farbpalette abdeckten, drapiert. Da waren wir alle noch guter und vor allem lockerer Dinge, dachte sich Gerald, während er durch eine kleine Allee joggte, die zur anderen Seite des Seeufers führte. Das hatte sich damals schnell geändert, als der Professor die Standard-werke vorstellte, von denen jedes gefühlt so dick wie die Harry-Potter-Reihe war. Und als Gerald zum ersten Mal in diese Bücher schaute, wurde ihm schnell klar, was hier an der Uni auf ihn zukommen würde. Er las von ‚elektrophiler, aromatischer Substitution' und ‚ungesättigten Carbonylver-bindungen'. Wie seine Studienkollegen fragte sich Gerald damals, ob er das alles auf die Reihe bekommen würde. Doch mit der Zeit bekam er es auf die Reihe. Mehr noch: Gerald arrangierte sich mit seinen Kollegen, lernte mit ihnen und scheute auch nicht, andere zu fragen, wenn er etwas einmal nicht gleich kapiert hatte. Wie zum Beispiel im Physikunterricht. Obwohl Gerald in der Schule ziemlich gut in Physik war, stieß er hier an der Uni doch ziemlich schnell an seine Grenzen.

„Und was genau ist das?", fragte Gerald eine andere Studentin, die auch zu einer Gruppe gehörte, die gemeinsam lernte.

„Irgendwas mit Pfeilen", meinte die Studentin und zuckte mit den Schultern. „… und Newton, Glühbirnen und solchem Zeug."

Eine wirklich sehr bestechende Antwort. Gerald und die anderen ver-standen nur ‚Bahnhof'.

„Die Pfeile heißen Vektoren!", antwortete Dieter. Er war das Physik-Ass in der Gruppe, half den anderen auch in Gruppenchats und ganz allgemein.

Und so nahm die Vorklinik ihren Lauf. Die Praktika setzten ein. Für Gerald, der nicht unbedingt zu den großen Theoretikern gehörte, begann ‚seine' Phase. Auch wenn es ihm manchmal schwerfiel, er lernte fleißig und ging perfekt vorbereitet in diese Praktika. Alles kam und blieb im grünen Bereich. Und ehe sich Gerald versah, waren die Semester auch schon vorüber, und es standen noch die Klausuren an. Die ersten wichtigen und richtungsweisenden Standortbestimmungen mit einer Bestehensgrenze von 60 %. Hier musste keiner alles können. Auch Gerald nicht. Doch fleißig, wie er war, lernte er viel. Alleine und zusammen mit seinen Kollegen. Gut vorbereitet kreuzte sich Gerald durch Klausur um Klausur. Nur in Chemie und Terminologie musste er seine Antworten noch selbst formulieren. Einige harte und schweißtreibende Stunden, bei denen den Studierenden der Kopf rauchte. Unmengen an Fragen, die man möglichst richtig beantworten sollte – und dann war das alles auch schon wieder Geschichte. Die meisten von Geralds Studiengang bestanden alles im ersten Anlauf. Gerald natürlich auch. Keiner der Studierenden musste ohne Schein nach Hause gehen. Ja, die ersten Semester waren sehr ereignisreich. Und auch lehrreich: Gerald erarbeitete sich in dieser Zeit eine Menge neues Wissen. Selbstverständlich über Medizin. Aber auch über sich selbst. Im Prinzip war diese Zeit absolut o. k., dachte sich Gerald, als er gerade die vierte Runde um den See in Angriff nahm.

Nun stand das Physikum bevor, das allgemein als Schreckgespenst der Vorklinik gilt und mit allerlei Mythen behaftet ist. Wie fast jeder hatte auch Gerald ein wenig Muffensausen vor dieser ersten ärztlichen Prüfung. Obwohl er dazu eigentlich keinen Grund hatte. Alles lief bisher nach Plan, und Gerald hatte gute bis sehr gute Noten. In Martina hatte Gerald, wie gesagt, jemanden gefunden, die diese wichtige Prüfung bereits erfolgreich hinter sich gebracht hatte und ihm mit Tipps zur Seite stand. Sie half ihm auch bei der Vorbereitung auf das Physikum. Dieses besteht bekanntermaßen aus einer schriftlichen und einer mündlichen Prüfung.

„Wenn man es genau nimmt, dann beginnt die Vorbereitung auf das Physikum ja bereits mit dem ersten Semester", sagte Martina einmal zu ihm.

„Ja, das weiß ich", antwortete Gerald. „Aber jetzt beginnt doch der Endspurt, und ich will so perfekt, wie nur möglich in die Prüfungen gehen."

Martina schilderte Gerald, wie sie sich vorbereitete hatte, und gab ihm Tipps zu den unterschiedlichen Lernpaketen. Natürlich sagte sie ihm auch, wie er am besten lernt und damit Fehler vermeiden konnte, die Martina damals selbst gemacht hatte. Gerald befolgte alle diese Ratschläge und stellte für sich eine Art Lernplan auf. Fleißig und gewissenhaft hatte er sich den ganzen Stoff systematisch reingezogen. Mit Erfolg. Die schriftliche Prüfung, die an Geralds Uni vor der mündlichen stattfindet, absolvierte Gerald mit Sehr gut. Diese erste Hürde war also erfolgreich genommen.

Auf die mündliche Prüfung bereitete sich Gerald genauso gewissenhaft vor. Aber dabei tat er sich deutlich schwerer als bei der schriftlichen. Es lag nicht am Stoff. Nein, obwohl Gerald ja eine Top-Note aus der Schriftlichen mitnahm, kam da immer wieder so ein dumpfes, unschönes Gefühl bei ihm auf. Immer dann, wenn er an die mündliche Prüfung dachte. Auch jetzt, hier beim Laufen war es wieder da. Gerald drosselte sogar sein Lauftempo und legte eine Schrittpause ein. Wenn er nur daran dachte, dass er Auge in Auge seinen Prüfern gegenübersitzt, wurde ihm sonderlich warm, sein Puls ging schneller, und Gerald begann manchmal sogar zu zittern. Dabei hatte er noch intensiver gelernt, war noch fleißiger bei der Vorbereitung und hatte sich vorgenommen, wirklich mehr als perfekt in diese Mündliche zu gehen. Damit ja nichts schiefgehen konnte. Mit den anderen Kandidaten seiner Prüfungsgruppe hatte sich Gerald auf Anhieb gut verstanden und sich an den Wochenenden mit ihnen getroffen. Sie fragten sich gegenseitig ab, machten sich Mut und simulierten die Prüfung. Es ist gut, Berge gemeinsam zu bezwingen. Und das Physikum war ja nicht wirklich ein Maulwurfshügel. Trotz allem wurde Gerald dieses blöde Gefühl nicht los. Auch jetzt in diesem Moment beim Laufen nicht.

Zwei Wochen vor dem Physikum fand eine Art Generalprobe an der Uni statt. Die Studierenden mussten zur Übung an einer Präparierleiche dem Prüfer etwas demonstrieren. Das war die reine Hölle für Gerald. Nervös wie noch nie zuvor versuchte er mit zitternden Händen an der Leiche etwas zu zeigen. Obwohl Gerald alle anatomischen Strukturen bis ins Detail auswendig kannte, brachte er weder ein Wort heraus noch konnte er sich an das Erlernte erinnern. Gerald hatte einen klassischen Black-out.

„Geht es Ihnen gut?", fragte der junge Doktorand, der den Prüfer mimte und den schweißgebadeten Gerald sah. Und der tat ihm leid. Was keiner wusste: Der Doktorand hatte erkannt, dass es sich bei Gerald um eine Angst vor mündlichen Prüfungen handelte, in denen man Angesicht zu Angesicht mit dem Prüfer sitzt. Denn genau das gleiche Problem hatte der Doktorand früher als Student auch …

2.5.2 **Theorie**

Was bedeutet für Sie Angst? Manche Studierende haben Angst, eine wichtige Prüfung nicht zu bestehen. Andere haben Angst vor Präsentationen. Angst vor dem ersten Nachtdienst, Angst vor unvorhersehbaren Komplikationen, Angst vor neuen Erfahrungen, Angst vor dem Vorgesetzten oder Angst, Fragen zu stellen, weil man unsicher oder inkompetent wirken könnte. Angst ist etwas Menschliches, jeder ist damit konfrontiert – umso interessanter ist, dass nur sehr selten offen über Ängste gesprochen wird. In diesem Kapitel widmen wir uns der Frage, wie man wirkungsvoller mit den eigenen Ängsten umgehen kann.

Unter Angst verstehen wir hier alle Formen von Ängsten, die rein psychisch bedingt sind, also keine körperliche Ursache aufweisen. Wir klammern bewusst jede Form von Angststörungen und Panikattacken aus, da diese schwerwiegenderen Formen der Behandlung durch klinische Experten bedürfen.

Wie wirkt Angst auf uns Menschen? Wenn wir Angst empfinden, verspüren wir sowohl Veränderungen im Körperempfinden (feuchte Hände, Herzklopfen) als auch unangenehme Gedanken. In der Folge beeinflusst Angst unmittelbar unser Verhalten. Die persönlichen Umgangsstrategien mit Angst können sich jedoch stark unterscheiden. Manch einer zieht sich fluchtartig zurück, ein anderer kann eher aggressiv werden. Eine andere gängige Bewältigungsstrategie ist die Einnahme von beruhigenden Substanzen, z. B. Alkohol.

Norbert Preetz unterscheidet zwei Formen der Angst: Angst als konditionierte Reaktion sowie Angst als Manifestation grundlegender emotionaler Probleme (Preetz 2012).

Nach Wolf gibt es drei mögliche Sichtweisen, wie Ängste entstehen (Wolf 2011):
1. Angst ist angeboren und nicht veränderbar
2. Menschen reagieren auf bestimmte Reize, die in der Natur vorkommen, automatisch mit Angst
3. Das Gehirn erzeugt Angst selbst

Nach dem ersten Blickwinkel wäre jede Form von Angst nicht veränderbar. Der Mensch wäre seiner Angst ausgeliefert und könnte Situationen, in denen er je Angst erlebt hat, niemals überwinden.

Die zweite Sichtweise hätte zur Folge, dass jeder Mensch bei den gleichen Reizen ein ähnliches Maß an Angst empfinden müsste. Dass diese Theorie nicht stimmen kann, kann praktisch überall beobachtet werden. Menschen reagieren sehr unterschiedlich.

Laut Variante 3 erzeugen wir Menschen unsere Angst selbst – was zunächst etwas paradox erscheinen mag. Doch genauer betrachtet, ergibt sich durch diese Sichtweise eine Vielzahl von möglichen Bewältigungsstrategien. Ängste sind daher nichts weiter als persönliche Interpretationen einer Situation.

Wie alle Gefühle entsteht auch Angst nach dem ABC-Schema (Ellis 2001). Wenn wir mit einem bestimmten Reiz konfrontiert werden (A), gleichen wir diesen in kürzester Zeit mit unserem Erfahrungsgedächtnis ab, was eine sofortige Bewertung (B) zur Folge hat. Je nach Art der Bewertung reagieren wir dann mit Angst (C).

Untersuchungen deuten darauf hin, dass es für das menschliche Gehirn keine Rolle spielt, ob Situationen tatsächlich erlebt oder nur geistig imaginiert werden (Maddux 2005). Das bedeutet, dass vorgestellte Bilder die gleichen Emotionen erzeugen können wie ihre Äquivalente in der realen Welt. Im Leistungssport wird dieser Mechanismus längst bewusst genutzt, um sich beispielsweise mental auf Wettkämpfe vorzubereiten. Der Sportler stellt sich detailliert vor, wie er erfolgreich die jeweilige Herausforderung meistert. In alltäglichen Situationen fallen viele Menschen diesem Mechanismus zum Opfer, indem sie sich in Grübelschleifen immer wieder vorstellen, dass das, wovor sie Angst haben, tatsächlich eintritt. Dies hat zur Folge, dass die Angst immer größer werden kann, unabhängig davon, wie real oder wahrscheinlich das Eintreten des befürchteten Ereignisses ist.

Wir sind also Urheber unserer Ängste – heißt das nun, dass wir die alleinige Verantwortung für unsere Ängste tragen? Diese Sichtweise ist aus unserer Sicht nicht ideal. Jedoch eröffnet sie auch die Chance, sich darüber bewusst zu werden, dass Sie selbst beeinflussen können, wie Sie bestimmte Situationen wahrnehmen und interpretieren, und dass Sie Ihren Ängsten nicht zwangsläufig ausgeliefert sind.

Ein interessantes Beispiel sind Menschen, die Extremsportarten betreiben. Die meisten geben zu, dass sie Angst haben, sie ist sogar der Grund, weshalb sie sich so stark zu Grenzerlebnissen hingezogen fühlen – für sie ist Angst etwas Aufregendes, das ihnen Energie gibt. So kann Angst auch Teil einer positiven Erfahrung sein, je nachdem, welche Art der Interpretation und Bewältigungsstrategie ein Mensch für sich wählt.

Im Laufe der Evolution hat sich Angst als als wichtiger Mechanismus entwickelt, der uns vor bedrohlichen Situationen schützen kann. Höhenangst kann davor schützen, beim Versuch, einen Baum zu erklimmen, zu stürzen und dabei zu verunglücken. Angst hilft uns auch, da wir durch sie vor einem gefährlichen Tier davonlaufen.

Wir sehen Angst daher wie ein „Feature" des menschlichen Erlebens. Es gibt Situationen, in denen es hilfreich ist, weil es uns schützt, und andere, in denen es uns eher im Weg steht. Im Studium ist Letzteres meistens der Fall. Anstatt uns hier zu schützen wirkt Angst wie eine Blockade unserer persönlichen Entwicklung, was nicht heißt, dass Ängste im Studium nicht auch mal absolut berechtigt sein können. Wir sehen Ängste daher ähnlich wie Schätze, die es mit persönlicher Überwindung zu bergen gilt.

Welche Möglichkeiten gibt es nun, um konkret mit Ängsten im Studium umzugehen?

Die meisten Ängste sind irrational, d. h., sie sind nicht logisch oder sinnvoll. Ein möglicher kognitiver Zugang besteht darin, dass Sie die Angst durch Fragen „zerlegen". Dabei kann es gut sein, dass Sie erkennen, dass Ihre Angst unbegründet ist und dadurch Ihre Interpretation der ursprünglichen Situation verändern können.

Folgende Fragen können hilfreich im Umgang mit den eigenen Ängsten sein:

- Wie wahrscheinlich ist es, dass das, wovor Sie Angst haben, auch wirklich eintritt?
- Was würde passieren, wenn genau dieses Ereignis eintritt?
- Wie würden Bekannte oder Freunde mit diesem Ereignis umgehen?
- Was müsste passieren, dass Sie auf Gedanken kommen, die Ihnen im Umgang mit Ihrer Angst helfen?
- Wussten Sie, dass ca. 90 % aller imaginierten Angstinhalte, statistisch gesehen, gar nicht eintreten?
- Was verlieren Sie, wenn Sie die Situation, vor der Sie Angst haben, vermeiden würden?

Es gibt drei typische Reaktionen auf Angst, wenn keine andere Bewältigungsstrategie zur Verfügung steht: Kampf, Flucht und Vermeidung. Vermeidet ein Mensch häufig eine bestimmte Situation, die für ihn angstbesetzt ist, kann ein sich selbst negativ verstärkender Effekt entstehen und die Angst sukzessive verstärken. Weitere unangemessene Strategien sind z. B. der Sprung ins kalte Wasser, Unterdrücken der Angst oder Selbstablenkung sowie der Einsatz beruhigender Substanzen. Hierdurch wird die Interpretation, also die Beziehung zur Angst, kurzfristig umschifft, nicht jedoch langfristig verändert. Als Folge kann die Angst weiterhin bestehen.

▪ Kino-Phobietechnik

Die Kino-Phobietechnik setzt am bereits beschriebenen Mechanismus unseres Gehirns an, dass bereits vorgestelltes Erleben echte Angstgefühle auslösen kann. Im Umkehrschluss wäre es demnach möglich, dass bewusst vorgestelltes Erleben von Mut, Souveränität oder Abwesenheit von Angst dazu führt, dass die tatsächlich erlebte Situation weniger oder keine Angstgefühle mehr auslöst. Sie funktioniert wie folgt:

1. Stellen Sie sich die Situation, vor der Sie Angst haben, wie einen Film vor, der vor Ihrem geistigen Auge abläuft. Betrachten Sie sich selbst, wie Sie diesen Film auf einem Bildschirm, zu Hause oder z. B. im Kino anschauen.
2. Verändern Sie Ihren Film. Tauschen Sie Farben, Musik etc., bis Ihnen der Film keine Angst mehr macht. Lassen Sie Ihren Film nun von der Stelle an laufen, an der Sie erstmals Angst empfinden, bis zu der Stelle, an der Sie sich wieder vollkommen sicher fühlen, und frieren Sie hier das Bild ein.
3. Lassen Sie nun den Film vom Standbild aus in Zeitlupe rückwärtslaufen. Wiederholen Sie diesen Schritt 2- bis 4-mal.
4. Spielen Sie nun Ihren Originalfilm von Anfang an ab, und achten Sie darauf, ob und, wenn ja, wie Ihre Angst noch auftritt. Falls Sie mit dem Ergebnis unzufrieden sind, wiederholen Sie 1–3.

■   Distanz aufbauen

Um Ihre eigene Angst besser führen zu können, ist es wichtig, zu lernen, wie Sie Distanz zu sich selbst aufbauen können. Eine erste Methode haben Sie bereits mit der Kino-Phobietechnik kennengelernt. Eine weitere Technik, um Distanz zum eigenen Denken aufzubauen, besteht darin, den inneren Dialog zu verändern.

■   Inneren Dialog verändern

Die einfachste Art, mehr Distanz aufzubauen ist, Ihren inneren Dialog von „Ich" auf „Du" zu ändern (Burck 2019). Anstatt bei der nächsten Prüfung zu denken: „Oh je, ich bin wieder ängstlich und aufgeregt" könnten Sie mit sich selbst wie ein Trainer mit seinem Trainee sprechen: „Ok, Du bist jetzt zwar aufgeregt, aber achte darauf, wie Du die Aufregung jetzt nutzen kannst …"

Damit dies in Stresssituationen gelingt, ist Übung im Alltag erforderlich. Üben Sie bei unangenehmen Aspekten, sich selbst mit „Du" anzusprechen, damit das Negative Ihrer Persönlichkeit dissoziiert wird. Bei Erfolgserlebnissen, Anerkennung und eigenen Leistungen dagegen empfiehlt es sich, dies auf die eigene Person zu beziehen. Also anstatt „Du hast das wirklich toll gemacht!" wählen sie den assoziierten Denkstil und formulieren: „Ich habe das wirklich toll gemacht!" Indem Sie diese Vorgehensweise immer mehr üben, werden sie die positiven Aspekte der Distanz zum eigenen Denken Stück für Stück für sich gewinnen. So vermeiden Sie in Zukunft, dass Ängste und Unsicherheiten die Kontrolle über Ihr Denken und Fühlen übernehmen. Dies resultiert in einem wirkungsvolleren Umgang mit dem Thema Angst.

Neben konkreten Techniken gibt es Dinge, die Sie präventiv tun können, um Ihre generelle Anfälligkeit gegenüber Ängsten zu reduzieren. So hilft beispielsweise ein stabiler und hoher Selbstwert im Umgang mit Unsicherheit und aufkommender Ängstlichkeit. Ebenso hilfreich ist das damit eng verknüpfte Selbstvertrauen. Je mehr Sie mit sich und Ihrer Persönlichkeit im Reinen sind und auf Ihre Fähigkeiten vertrauen (z. B. indem Sie sich auf Ihre Stärken konzentrieren), umso resistenter werden sie gegenüber unangenehmen Gefühlen, wie Angst es auch sein kann. Unterstützt werden diese Prozesse u. a. dadurch, indem Sie vermehrt positive Emotionen erleben, z. B. Dankbarkeit, Freude, Stolz und Genuss. Das häufige Erleben dieser und ähnlicher Emotionen sorgt für ein höheres Niveau der eigenen Aufnahmebereitschaft, was zu einer gesteigerten Offenheit für neue Erfahrungen führt, was schließlich in einem verstärkten Ressourcenaufbau resultiert. Ressourcen können sowohl Ihre persönlichen Stärken als auch soziale Beziehungen oder ein gesünderer Lebensstil sein. Also all das, was Ihnen Kraft und Energie gibt (Fredrickson 2011).

2.5.3 Anwendung

- Um Ihre Ängste überhaupt führen zu können, ist es notwendig, dass Sie sie kennen. Notieren Sie all Ihre Ängste im Studium.
- Wie hoch ist die statistische Wahrscheinlichkeit, dass Ihre Ängste eintreten?
- Was wäre das Schlimmste, das passieren könnte?
- Wie gehen Freunde oder Bekannte mit ähnlichen Situationen um?
- Kennen Sie jemanden, der in ähnlichen Situationen keine Angst hat? Sprechen Sie mit ihm und notieren Sie hier Ihre Erkenntnisse.
- Schreiben Sie drei Dinge auf, die gut an der angstbesetzten Situation sind.
- Was verlieren Sie, wenn Sie der angstbesetzten Situation aus dem Weg gehen?
- Was muss passieren, dass Sie besser mit Ihren Ängsten umgehen könnten?
- Auf was könnten Sie sich konzentrieren, damit Sie auf angenehme Gedanken kommen?

2.5.4 Das Wichtigste in Kürze

Ängste werden von uns selbst erzeugt. Sie sind Teil jedes menschlichen Erlebens, und somit sind Sie nicht alleine mit Ihrer Angst. Obwohl Ängste von uns sozusagen „selbstgemacht" sind, heißt das nicht, dass wir allein verantwortlich dafür, sondern vielmehr, dass wir nicht zwangsläufig ohnmächtig in Bezug auf unsere Ängste sind.

Jegliche Formen von Angststörungen oder Panikattacken sind ernst zu nehmen. Scheuen Sie ggf. nicht die Aufklärung durch einen Experten.

Selbstvertrauen und Selbstwertgefühl dienen, bildlich gesprochen, wie eine Weichbodenmatte in Bezug auf unangenehme Emotionen – somit also auch gegen Ängste.

Der wichtigste Schritt im Umgang mit Ängsten ist, diese nicht zu tabuisieren. Stehen Sie auch zu ihren Ängsten. Dies anzuerkennen macht Sie handlungsfähiger, und somit wird es leichter, sich gegenüber seiner Angst auch erfolgreich zu behaupten.

Es ist wissenschaftlich erwiesen, dass das vermehrte Erleben von positiven Emotionen, z. B. Dankbarkeit, langfristig dafür sorgt, dass unsere psychische Widerstandsfähigkeit wächst. Überlegen Sie sich, wie Sie sich in Zukunft häufiger auf angenehme oder positive Dinge fokussieren können (Fredrickson 2011).

Treten Ängste auf, können wir vor allem beeinflussen, wie wir darauf reagieren. Der Schlüssel liegt darin, wirksame Bewältigungsstrategien zu entwickeln, sodass es irgendwann nicht mehr stört, wenn die Angst auftritt. Nutzen Sie Techniken zur Prävention, z. B. die Kino-Phobietechnik, und lernen Sie eine Entspannungstechnik, die zu Ihnen passt (z. B. Autogenes Training, Achtsamkeitstraining etc.).

2.5.5 Reflexionsfragen

- Was ist Ihre größte Angst?
- Was würden Sie tun, wenn Sie wüssten, dass Sie nicht scheitern könnten?
- Wer könnte für Sie ein Vorbild im Umgang mit persönlichen Ängsten sein?
- Was ist das Schlimmste, was passieren könnte?
- Wofür könnte Ihre Angst oder die Situation, in der Sie Angst erleben, gut sein?

 — Wie oft sind Ängste, die Sie in der Vergangenheit hatten, auch wirklich genauso eingetreten?
 — Was könnten Sie an sich selbst verändern, dass Sie keine Angst mehr hätten?

2.5.6 Vertiefende Literatur

Burck E (2019) Angst – Was hilft wirklich gegen Angst und Panikattacken? Die effektivsten Strategien gegen Angst und Panik aus Sicht der Forschung. BoD – Books on Demand, Eskil
Preetz N (2012) Nie wieder Angst. Verlag Erfolg & Gesundheit, Magdeburg
Wolf D (2011) Ängste verstehen und überwinden. Wie Sie sich von Angst, Panik und Phobien befreien. PAL – Verlagsgesellschaft mbH, Mannheim

2.6 Selbstorganisation

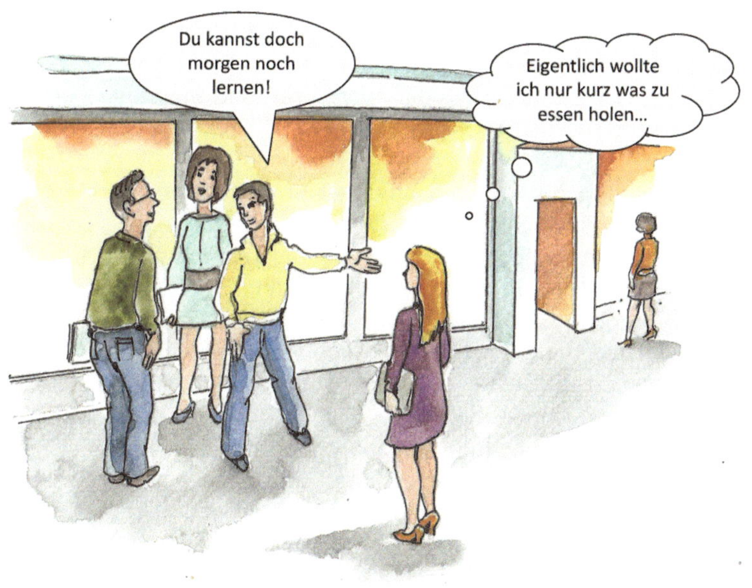

2.6.1 **Nur ein Weg ist kein gutes Ziel**

„Sorry, kannst du mir eventuell weiterhelfen?", fragte Christina Meixner die junge Frau, die ihr da gerade auf dem Gang zur Aula entgegenkam. Christina war etwas genervt, denn sie hatte sich wohl irgendwie auf dem Unigelände verlaufen. Eine Kommilitonin hatte ihr vorhin in der Vorlesung gesagt, sie brauche nur den schmalen Gang entlangzugehen, an der meist offenen großen Glastür rechts und dann die Treppe hoch. Gesagt, getan. Christina Meixner versuchte ihr Glück. Vergeblich. Die Kommilitonin meinte, die ‚Bib' finde man total leicht und sei auch in längstens fünf Minuten da. Doch diese besagten fünf Minuten waren bereits seit mehr als 20 min deutlich überschritten. Schon einmal kam Christina an ihrem Hörsaal vorbei. Jetzt gerade das zweite Mal. Und in diesem Gang war sie vor etwa einer viertel Stunde auch schon einmal.

„Klar, um was geht es?", antwortete die junge Frau. „Es ist mir ja echt peinlich", meinte Christina „aber ich suche vergeblich die Bibliothek."

„Die Bib?", fragte die junge Frau, ebenfalls Studentin, allerdings schon etwas weiter fortgeschritten als Christina und lächelte. „Die ist gleich da oben!"

„Wo oben?", fragte Christina genervt zurück. „Ich bin schon ganze dreimal hier vorbei gegangen."

„Verstehe ich", antwortete die junge Frau und musste lachen. „Du bist eine von den Erstis, nicht war?"

„Ja schon!"

„Dann geht es dir wie in ‚Täglich grüßt das Murmeltier'", scherzte die andere Studentin. „Schau, wenn du da vorne durch die Glastüre gehst, dann geht es zweimal rechts und von dort die Treppe hoch!"

„Danke!", meinte Christina und eilte weiter.

„Noch ein Tipp …", rief die junge Frau Christina hinterher. Die blieb kurz stehen und drehte sich um. „Mach dich mal mit dem Uni-Plan vertraut. Das spart eine Menge Zeit!" Christina bedankte sich mit einem kurzen Wink und eilte weiter.

Die Kollegin hatte recht. Christina war nicht rechts abgebogen, sondern einfach weiter den Hauptgang entlang. Und wenn man das macht, dann umrundet man, ohne dass man es merkt, den gesamten Komplex. Endlich war Christina in der ‚Bib' angekommen und hatte sich auch schon an einen der freien Plätze gesetzt. Sie schaute sich kurz um. Traditionell war die ‚Bib' gerade zu Beginn des Semesters gut besucht. Christina erblickte hinter haushohen Bücherstapeln viele Gesichter, die ihr bekannt vorkamen. Die ‚Erstis' sammelten eifrig Lesestoff. Natürlich auch die vom Professor empfohlenen Standardwerke, von denen kaum eines unter 500 Seiten zählte. Noch wusste niemand, dass die meisten dieser Wälzer einmal als improvisierter Nachttisch in den neuen Studierendenwohnungen enden würden. Auch Christina nicht!

„Hi!", rief Christina im Flüsterton und winkte der kleinen Tanja. Das war die mit den vielen Sommersprossen, die in der Vorlesung neben ihr gesessen hatte. Wie alle anderen war auch sie damit beschäftigt, zu recherchieren und sich mit dem entsprechenden Lehrmaterial einzudecken. Ah, da hinten sitzt ja der Frank, dachte sich Christina, als sie den dunkelhaarigen, smarten jungen Mann mit der modernen Frisur und der Designer-Brille entdeckt hatte. Frank und Christina hatten sich am ersten Tag getroffen und gleich auf Anhieb gut verstanden. Christina winkte auch ihm kurz zu und machte sich an die Arbeit. Ganze 15 DIN-A-4-Seiten hatte sie in der Vorlesung mitgeschrieben. So schnell und so viel sie nur konnte, alles wurde auf das Papier gekritzelt. Christina hing förmlich an den Lippen der Dozentin und notierte Wort für Wort. Wie ein Journalist auf einer Pressekonferenz.

Nach etwa einer dreiviertel Stunde schaute Christina auf die Uhr. Mist, so spät schon, dachte sie sich. Sie hatte gerade einmal zwei Seiten ihrer Notizen abgearbeitet und schon vier dicke Bücher geholt und vor sich ausgebreitet. Zwölf Seiten lagen noch vor Christina. Wenn man das über den Daumen gepeilt hochrechnet ... Dann muss ich ja mit einem Lastwagen kommen, um diese ganzen Wälzer nach Hause zu bringen. Das war aber nur ein Problem. Christina hatte bei dieser Menge an Notizen auch einige Bücher auserkoren, die vergriffen waren.

„Sind Sie sicher, dass Sie dieses Buch wollen?", fragte der Bibliothekar am Schalter, als er ein Buch einscannte, das Christina sich ausgesucht hatte. Er schaute ein bisschen ungläubig hinter seiner dicken Lesebrille hervor.

„Ja schon!", antwortete Christina.

„Darf ich Ihnen einen Tipp geben?", fragte der Bibliothekar.

„Bitte!"

Der ältere Herr mit dem schütteren grauen Haar meinte zu Christina, dass sie dieses umfangreiche Buch eigentlich gar nicht brauchen würde.

„Sie finden dazu auch im Prometheus viele brauchbare Anmerkungen dazu", meinte der Bibliothekar, der schon seit vielen Jahren hier an der Uni seinen Dienst in der ‚Bib' verrichtete und in dieser Zeit sehr viel Erfahrung im Umgang mit dem Lehrmaterial gesammelt hatte. Er wusste wohl, dass gerade die ‚Erstis' zu Beginn des ersten Semesters ihre Probleme haben, sich in den Lehrveranstaltungen auf das Wesentliche zu konzentrieren und nur Sachen mitzuschreiben oder zu markieren, die wirklich von Bedeutung sind. Ganz diplomatisch versuchte er Christina nahezulegen, dass die Kunst des effektiven Lernens darin besteht, Kernaussagen zu verinnerlichen und sich nicht in Details zu verlieren. Perfektionisten haben es nämlich schwer im Medizinstudium!

Es war sehr spät, als Christina an diesem Tag nach Hause in ihre Wohnung kam. Für den Aufenthalt in der ‚Bib' hatte sie mit zwei Stunden kalkuliert. Es wurde ein ganzer Nachmittag daraus. In der Wohnung angekommen, sah sie als Erstes die vielen Nachrichten auf ihrem Handy durch. Den ganzen Nachmittag lang hatte es vibriert. Aber sie konnte ja nicht rangehen. In der Bibliothek schickt es sich nicht, wenn jemand telefoniert. Es war Christinas Vermieter. Er wollte sich mit ihr an diesem Nachmittag treffen. Wegen der Renovierung. Das hat Zeit, dachte sich Christina und schob diesen Termin einfach auf. Sie hatte Hunger, aber keine Lust zu kochen. Und so beschloss Christina, zu Alberto zu gehen, dem Italiener gleich um die Ecke. Der machte super Pizzas zu verdammt günstigen Preisen. Ja, Alberto hatte ein Herz für Studierende.

„He Christina!", rief eine männliche Stimme, als Christina am Tresen stand und auf ihre Pizza zum Mitnehmen wartete. Sie drehte sich in die Richtung, aus der die Stimme kam. Da saß Mike, ein Bekannter, den Christina aus dem Sportverein kannte. Mit zwei Kommilitonen. Sie ging rüber zu den dreien.

„Hallo Mike! Na, was geht so?"

„Gut! Komm setz dich doch zu uns!", meinte Mike und zeigte auf den freien Platz neben ihm.

„Ne du, ich muss noch lernen", antwortete Christina. Sie hatte in der Tat noch Einiges in Sachen Studium vor. „Ich wollte mir nur schnell eine Pizza holen."

Aber ihr Kumpel ließ nicht locker, und als auch noch die beiden anderen begannen, Christina zu überreden, dachte sie sich ‚Die haben recht! Das kann warten!'.

Dieser Abend war kein Einzelfall. Christina war eine nette, aufgeschlossene junge Frau, die bei Kommilitonen, Dozenten und generell bei ihren Mitmenschen gut ankam. Daher lernte sie schnell einen Haufen neuer Leute kennen, obwohl sie neu in der Stadt war. Fast jeden Abend stand irgendetwas anderes an. Partys, diverse Events im Sportverein usw. Mit den vielen Einladungen hätte sie bald ihre kleine Wohnung tapezieren können, deren Renovierung sie auch immer wieder hinausschob. Mal hier feiern, sich mal da treffen … Bei diesen vielen ‚Verpflichtungen' war sich

Christina immer weniger dessen bewusst, warum sie eigentlich hier war, in dieser neuen, schönen Stadt. Nämlich zum Studieren!

So kam es schon einmal vor, dass Christina verkatert und übermüdet in einer Vorlesung saß. Von diesen besuchte sie viele. Zu viele, wie sich noch herausstellen sollte. An einem Vormittag saß sie wieder in einer, im Fach Chemie. An und für sich ein Fach, das Christina lag, doch diese Vorlesung kam ihr extrem öde und langatmig vor. Das lag nicht unbedingt am Dozenten und dessen Vortrag. Nein, bei den vielen Lehrveranstaltungen, die Christina fleißig und (leider) ohne einen festen Plan besuchte, hatte sie völlig übersehen, dass sie den vermittelten Inhalt ja gar nicht wirklich benötigte. Dazu kamen Müdigkeit und eine aufgrund des Katers absolut limitierte Aufnahmebereitschaft. Irgendwie brachte Christina die Vorlesung hinter sich, nur um am Nachmittag von einer Kommilitonin zu erfahren, dass fast zeitgleich eine andere, für Christina viel interessantere Vorlesung stattgefunden hätte. Auch in Chemie, aber mit den prüfungsrelevanten Inhalten, die für Christina sehr viel wichtiger gewesen wären.

So ging die Zeit ins Land, und ehe sich Christina Meixner versehen hatte, war das Semester schon fast zu Ende. Die Klausuren standen bevor, jetzt wurde es ernst. Für Christina Meixner begann ein wahrer Lernmarathon, denn sie hatte in vielen Fächern erhebliche Lücken. Bei diesen Fächern hatte Christina nicht bedacht, dass sie extrem lernintensiv waren.

„Hast du zu Beginn des Semesters nicht eruiert, welche Themen auf dem Plan standen?“, fragte eine Kommilitonin, mit der Christina oft zusammen lernte. Sie war nämlich ein Ass in Anatomie. Christina hingegen hatte hier großen Nachholbedarf.

„Nein, habe ich nicht!“, antwortete sie.

„Na toll“, meinte die Kommilitonin nur. „Und wie ich sehe, bist du bei dem Stoff auch nicht up to date …“

Nein, Christina war nicht up to date. Viel zu oft hatte sie es aufgeschoben, die jeweiligen Inhalte aus den Vorlesungen zu lernen und beispielsweise abends kurz zu wiederholen. So hatte sie massive Defizite und Verständnislücken. Dazu hatte sie viel zu viele Vorlesungen besucht und irgendwann den Wald vor lauter Bäumen nicht mehr gesehen. Wichtige Inhalte gingen in der Flut der Informationen unter. Christina hatte den Blick fürs Wesentliche komplett verloren. Das bedeutete für sie Stress. Im wahrsten Sinne des Wortes. Lernen rund um die Uhr. Tag für Tag im Eiltempo. Und bis zur ersten Klausur blieb ihr gerade noch eine Woche Zeit …

2.6.2 **Theorie**

Wie organisieren Sie sich selbst? Wo und wie haben Sie systematisch gelernt, Ihren Alltag, Projekte oder gar Unvorhergesehenes zu strukturieren? Während des Studiums werden Sie um diese Frage nicht herumkommen. Die meisten Studierenden entwickeln im Umgang mit ihren alltäglichen Herausforderungen einen individuellen Organisationsstil, ohne dabei jedoch auf eine systematische, fundierte Grundlage aufzubauen. Zudem werden Sie immer wieder mit Situationen konfrontiert werden, für die Sie noch keine Lösung haben, wenn nicht im Studium, dann spätestens im Beruf. Im Folgenden möchten wir aufzeigen, wie beides wirksam gelingen kann. Was tun Sie für gewöhnlich, wenn Sie vor einem Problem stehen, das Sie nicht lösen können? Ärgern Sie sich? Suchen Sie Erklärungen und schieben die Schuld auf Andere? Sind Sie gehemmt oder verfallen Sie in Übersprungshandlungen? Oder können Sie solche Situationen bereits als Chance für Ihre persönliche Weiterentwicklung sehen? Für gewöhnlich sind in solch einer Situation meist beide Seiten enthalten. Entscheiden Sie selbst, wofür Ihr Problem gut ist!

Wenn Sie sich selbst organisieren wollen oder entschieden haben, ein Problem als Chance zu interpretieren, macht es Sinn, sich über bestimmte Aspekte Gedanken zu machen. Es geht nicht darum, die perfekte Antwort zu finden. Erfahrungsgemäß kommen Sie einer möglichen Lösung aber näher, indem Sie über die folgenden vier Fragen nachdenken, erweitert nach Hersey und Blanchard (Hersey et al. 2012):

1. Ziel/Identifikation
   Was genau ist das Ziel, das Sie verfolgen? Ist das Ziel wirklich Ihr eigenes Ziel? Was sind die Zwischenziele? Bis wann könnten Sie diese terminieren und auch erledigen? Wie sehr stehen Sie hinter dem Ziel? Wie klar ist Ihnen der Sinn?
2. Selbstwirksamkeit/Selbstwert
   Auf einer Skala von 1 bis 10, wie sehr glauben Sie daran, dass Sie das Ziel auch erreichen können? Was müsste passieren, damit Sie auf einen höheren Wert kommen? Wie sicher sind Sie sich, dass Sie das Ziel und die Zwischenziele erreichen können?
3. Kenntnisse
   Haben Sie das nötige Wissen, um Ihr Ziel zu erreichen? Falls nein, wen kennen Sie, der das Wissen hat? Bis wann könnten Sie mit dieser Person sprechen? Wo könnten Sie sonst noch die notwendigen Kenntnisse erlangen? Wie könnten Sie anderenfalls an das benötigte Wissen kommen?

4. **Erfahrung**

   Haben Sie das, worum es geht, schon einmal gemacht? Kennen Sie jemanden, der praktische Erfahrung auf diesem Gebiet hat? Was müsste passieren, dass Sie sich in diesem Punkt erfahrener fühlen würden? Gibt es z. B. Lehrvideos o. Ä., um Erfahrung zu sammeln?

Die meisten Menschen gehen bei ihrer Lösungssuche intuitiv eher auf die Punkte 3 und 4 ein. Wir empfehlen Ihnen daher bewusst, mit den Punkten 1 und 2 zu beginnen.

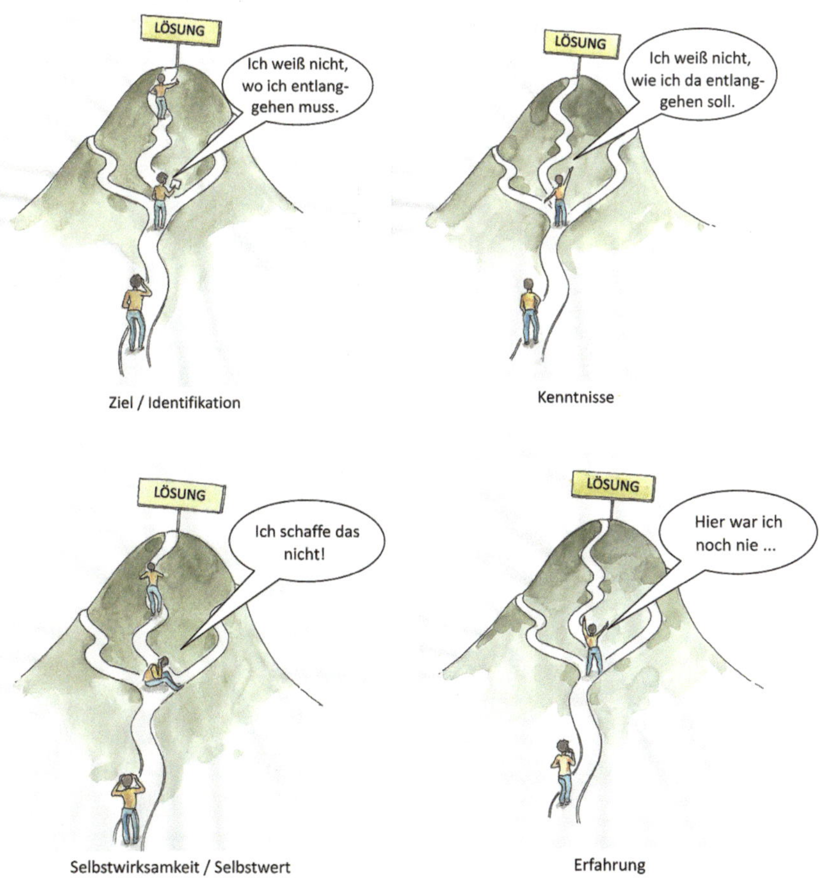

In der Geschichte zu diesem Kapitel spielen vor allem die Entwicklungsknöpfe „Ziel/Identifikation" und „Erfahrung" eine Rolle. Christina hat zwar ein grobes Ziel (Prüfungen und das Studium bestehen), sie hat allerdings keine klaren Zwischenschritte (wann sie welches Arbeitspaket erledigt, wann genau diese jeweils terminiert sind), keine genauen Prioritäten (welche Vorlesung ist wichtig und dringend, welche ist weniger wichtig) und ihre Identifikation ist auch noch nicht ideal (erkennbar an ihrem mangelnden Commitment). Hier bilden vor allem ihre persönlichen Werte den Schlüssel, um ihre eigene Identifikation zu erhöhen. Ihre mangelnde Erfahrung könnte sie entwickeln, indem sie selbst kontinuierlich an ihrer Fachkompetenz arbeitet sowie auf die Unterstützung von erfahrenen Personen, z. B. den Bibliothekar, zurückgreift.

Diese Systematik kann Sie dabei unterstützen, Ihren Alltag, Ihre Projekte und Ihre Probleme besser zu strukturieren. Besonders gut funktioniert sie auch in der Unterstützung für Kommilitonen oder Bekannte. Immer wenn Menschen vor einem Problem stehen, endet ihr Weg in einem der vier Aspekte. Je schneller Sie herausbekommen, welcher der vier der entscheidende ist, umso wirksamer können Sie sich und andere bei der Lösungssuche unterstützen. Achten Sie deshalb in Gesprächen darauf, welche der vier Entwicklungsknöpfe essentiell für Ihr Gegenüber sein könnten, und fragen Sie diese bewusst ab.

■ **Prioritäten setzen**

Ein bewährtes Mittel, um sich darüber klarzuwerden, wie Sie Ihre Prioritäten setzen möchten, ist die sogenannte Eisenhower-Matrix.

Wichtigkeit	Wichtig aber nicht dringend	Wichtig und dringend
	Wenig wichtig nicht dringend	Wenig wichtig aber dringend

Dringlichkeit

Eisenhower-Matrix

In diesem Konzept werden Aufgaben nach Dringlichkeit, in dringend oder nicht dringend, sowie nach Wichtigkeit, in wichtig oder nicht wichtig, unterschieden.

- Aufgaben, die weder dringend noch wichtig sind, sollten Sie nach Möglichkeit eliminieren oder abgeben bzw. in Zukunft früher Nein sagen.
- Aufgaben, die dringend, aber nicht wichtig sind, sollten Sie nach Möglichkeit abgeben. Bitten Sie andere um Hilfe, oder erledigen Sie diese nach Möglichkeit während einer Tageszeit, zu der es Ihnen gewöhnlich eher schwerfällt, sich voll und ganz zu konzentrieren – beispielsweise im Mittagstief.
- Aufgaben, die wichtig und dringend sind, sollten Sie persönlich und sobald wie möglich erledigen. Idealerweise zu Ihrer ersten konzentrationsstarken Phase des Tages. Wenn Sie z. B. morgens eine Hausarbeit abgeben müssen und Ihnen die letzten Seiten fehlen, macht es Sinn, dass Sie diese konzentriert und schnell fertigstellen.
- Aufgaben, die wichtig, aber nicht dringend sind, stellen eine besondere Herausforderung dar. So könnte beispielsweise das Lesen dieses Buches wichtig, aber nicht dringend sein. Oder dass Sie sich darüber klarwerden, welche Fachrichtung sie einschlagen möchten, ist zum jetzigen Zeitpunkt wahrscheinlich auch noch nicht dringend, aber dennoch sehr wichtig. Sich gesund ernähren, Sport treiben, sich um Beziehungen kümmern, wir könnten diese Liste endlos fortsetzen. All diese Punkte haben eins gemeinsam: Früher oder später werden sie dringend, doch meistens sind wir dann so überladen von anderen Themen, dass uns selbst dann kaum noch Raum bleibt. Blocken Sie sich also bewusst Zeit, zu der Sie konzentriert sind, und setzen Sie diese Themen konsequent um.

Die Basis, damit Ihnen dieses Modell zur Einteilung Ihrer Prioritäten helfen kann, ist und bleibt jedoch Ihre Fähigkeit zur Konzentration, denn: Der beste Zeitplan der Welt verliert an Wirkung, wenn Sie die geplanten Einheiten nur mit geringer Konzentration ausführen oder sich ablenken lassen. Arbeiten Sie deshalb auch an diesem Gesichtspunkt.

2.6.3 Anwendung

- Gefährdet das Ziel eventuell Ihre Werte/Lebensprämissen? Wofür könnte es sich für Sie lohnen, dieses Ziel zu erreichen? Welche Ihrer Werte könnten vom Erreichen des Ziels profitieren?
- Wie sehr haben Sie sich mit dem Thema bisher beschäftigt? (Je mehr Sie sich mit einem Thema auseinandersetzen, umso mehr steigt Ihre Identifikation damit)

- Wie könnten Sie Ihr Ziel in Teilziele zerlegen? Notieren Sie zu jedem sauber ausformulierten Zwischenziel ein Datum. Bitten Sie ggf. jemand anderen darum, Sie zu unterstützen, indem er Ihre Umsetzung der Teilziele freundlich kontrolliert.
- Auf einer Skala von 1 bis 10 (1 = kaum, 10 = Ideal) – wie sehr trauen Sie sich zu, die Aufgabe zu erreichen? Was müsste sonst noch geschehen, damit Ihre Selbstwirksamkeit größer werden würde? (Weitere Anregungen im Kapitel zu Selbstwert)
- Auf einer Skala von 1 bis 10 (1 = kaum, 10 = Ideal) – wie schätzen Sie Ihre Erfahrung zu diesem Thema ein? Je gewohnter eine Aufgabe ist, d. h. je mehr Erfahrung Sie bei einer Tätigkeit aufweisen, umso leichter geht sie Ihnen von der Hand.
- Prüfen Sie, ob Sie die nötigen Kenntnisse für die Aufgabe haben. Wenn nein: Wo können Sie sich das Wissen aneignen? Wer kann Sie hier eventuell unterstützen? Achtung, auch hier präzise formulierte Zwischenziele mit Datum setzen!
- Strukturieren Sie Ihre nächste Woche. Listen Sie alle Aufgaben auf, die Sie erledigen müssen. Sortieren Sie nun jede in einen der vier Quadranten der Eisenhower-Matrix ein. Planen Sie an jedem Tag zusätzlich noch einen zeitlichen Puffer ein und halten Sie sich daran. Was sind Ihre Erkenntnisse?

2.6.4 Das Wichtigste in Kürze

Bei Lösungssuche und Selbstorganisation spielen vor allem vier Aspekte eine Rolle, nämlich Ziel/Identifikation, Selbstwirksamkeit, Kenntnisse und Erfahrung. Die Herausforderung ist, die Situationen zu erkennen, in denen es Sinn macht, über diese Aspekte nachzudenken.

Nutzen Sie die Eisenhower-Matrix und unterteilen Sie Ihre Aufgaben nach Dringlichkeit und Wichtigkeit:
- Eliminieren Sie nach Möglichkeit alle Aufgaben, die weder wichtig noch dringend sind.
- Versuchen Sie, nicht sehr wichtige, aber dringende Aufgaben in den leistungsschwächeren Phasen des Tages zu erledigen, sofern Sie diese nicht abgeben können.

- Schieben Sie wichtige und dringende Dinge keineswegs auf.
- Schaffen Sie bewusst Möglichkeiten, wie Sie sich Ihren wichtigen, aber nicht dringenden Themen widmen können, und nutzen Sie diese.

Je mehr Sie sich mit Tätigkeiten beschäftigen, die nicht dringend, aber wichtig sind, umso größer werden Ihr Gefühl von Erfüllung und das Gefühl, Herr über die eigene Zeit zu sein. Selbstverständlich ist dies niemals perfekt machbar – gestalten Sie Ihre Selbstorganisation deshalb so widerspruchsfrei wie möglich.

2.6.5 Reflexionsfragen

- Was muss passieren, dass Sie in einem halben Jahr (einem Jahr, zwei Jahren …) bei einem schwierigen Problem noch an diese Art der Lösungssuche denken?
- Was können Sie gut?
- Welche Ihrer Stärken könnten Sie bei der Lösungssuche unterstützen, die Sie bisher nicht bewusst dafür eingesetzt haben? Werden Sie kreativ!
- Wen können Sie sonst noch um Unterstützung bitten?
- Wie viel Zeit wenden Sie pro Woche auf, um sich um Themen zu kümmern, die wichtig, aber nicht dringend sind?
- Wie können Sie sich mehr Zeit für nicht dringende, aber wichtige Themen schaffen?
- Wie gut können Sie „Nein" sagen? Was würde Ihnen helfen, sich zukünftig besser abzugrenzen?

2.6.6 Vertiefende Literatur

Storch M, Tschacher W (2014) Embodied communication: Kommunikation beginnt im Körper, nicht im Kopf. Huber, Bern

2.7   Unsicherheit vs. Vertrauensbildung

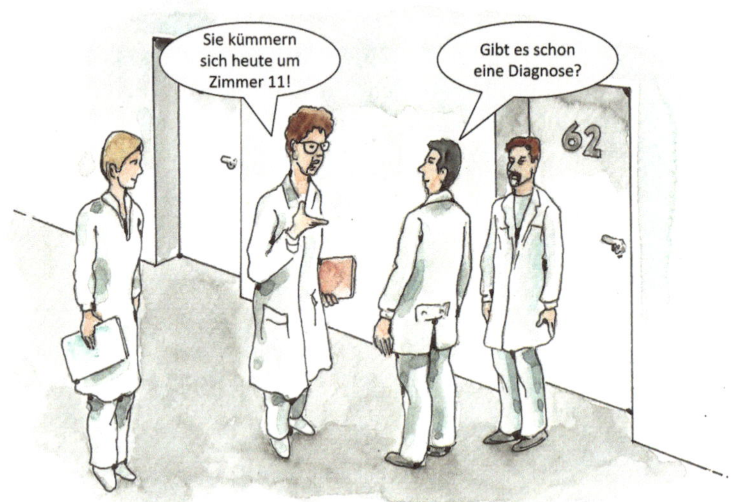

2.7.1   Das ist ja voll der Angsthase!

Ja, das Physikum ist in der Tat ein wahrer Meilenstein für viele Medizin-Studierenden. Öffnet es doch das magische und verheißungsvolle Portal zur klinischen Medizin. Das war auch bei Gerald Schindler und Dieter Lang so gewesen. Die beiden jungen Männer hatten sich an diesem Vormittag vor dem Eingang der Universitätsklinik verabredet. Die beiden hatten sich hier an der Uni kennengelernt. Obwohl sie aus derselben Stadt kamen, kannten sie sich bis zum Studium nicht. Vielleicht auch, weil Gerald und Dieter zwei völlig unterschiedliche Typen waren. Gerald, ein sportlich durchtrainierter und gutaussehender junger Mann, der sich seiner Qualitäten durchaus bewusst war. Dieter hingegen, auch schlank, aber keineswegs sportlich. Er war etwas kleiner als Gerald und wirkte mit seiner dicken Nickelbrille eher wie der typische Nerd. Also nicht unbedingt dieselbe Wellenlänge. Deswegen war ihre Bekanntschaft eher zweckdienlich als freundschaftlich. Von den bisherigen Noten lagen die beiden in etwa auf gleichem Level. Gerald unterschied sich aber auch von seinem Wesen und der Herangehensweise deutlich von Dieter. Er gehörte zu den Typen, die nicht gerne etwas dem Zufall überlassen. Streber wäre vielleicht der falsche Ausdruck, aber dennoch steigerte sich Gerald gerne in Sachen rein. Vor allem, wenn es um Prüfungen oder Tests geht. Er lernte viel, arbeitete hart und gewissenhaft und bereitete sich stets besonders gründlich vor. Er wollte stets sichergehen, dass er alles bestmöglich draufhatte. Gerade vor den mündlichen Prüfungen hatte Gerald immer ‚gehörigen Bammel'. Ja, er hatte manchmal sogar richtigen Horror davor, irgendwas nicht zu können und den an ihn gestellten Anforderungen nicht gerecht werden zu können. Dieter hingegen verließ sich immer ziemlich cool auf das, was er konnte und gelernt hatte. Prüfungen ließ er recht locker angehen. Er war sich in der Regel sicher, dass alles gutgeht. Und wenn nicht, dann war das auch nicht gleich der Weltuntergang. Sicher, auch Dieter lernte viel und arbeitete fleißig. Aber er brauchte nicht unbedingt diese Bestätigung, alles perfekt drauf zu haben und konnte auch mal improvisieren. Was natürlich gerade bei den Prüfungen im Medizinstudium von großem Vorteil war.

Der Zufall wollte es nun, dass genau diese beiden unterschiedlichen Typen jetzt für ihre Famulatur zur gleichen Klinik und auch noch auf dieselbe Station kamen. So nahmen Gerald und Dieter mehr oder weniger ‚diplomatische Beziehungen' auf, arrangierten sich und rauften sich zusammen. Das klappte in den ersten Tagen sehr gut.

„Moin, moin Alter!", meinte Gerald, als er Dieter vor dem imposanten, sehr modernen Eingang der Universitätsklinik an diesem Morgen traf.

„Guten Morgen, Gerald", erwiderte Dieter und schaute seinen Studien-Kollegen ein bisschen prüfend an. Gerald sah etwas verschlafen aus. „Alles klar bei dir?"

„Ja! Eigentlich schon", antwortete Gerald. „Ich bin nur ein bisschen müde und kam viel zu spät ins Bett."

„Bist wohl versumpft, was?"

„Quatsch!", konterte Gerald. „Ich war gestern Abend im Stadion. Montagsspiel. Jahn hatte den 1. FC Nürnberg zu Gast. Super Spiel! Schade, dass du nicht dabei warst."

Die beiden doch so unterschiedlichen jungen Männer hatten neben ihrem Studium im Fußball noch eine zweite Sache gefunden, bei der sie auch auf einer Wellenlänge waren: Fußball! Gerald spielte ja selbst aktiv, Dieter gehörte ausschließlich zu den leidenschaftlichen Sportschau-Guckern und Fans. Am Vorabend wollte Gerald ihn mit ins Stadion nehmen, da er von seinem Verein immer Freikarten bekam. Da es aber feucht-kalt war und nieselte, hatte es Dieter vorgezogen, das Spiel daheim vor dem Fernseher anzuschauen. So nutzten die beiden angehenden

Ärzte die Zeit, bis sie ihre Station erreicht hatten, um über Fußball und das Spiel zu diskutieren. Noch ahnten sie nicht, dass sie an diesem Tag eine erste, maßgebliche Diagnose zu stellen hatten.

„Guten Morgen!", antwortete Oberärztin Dr. Michaelis nur kurz und knapp, nachdem Gerald und Dieter sie begrüßt hatten. Wahrscheinlich hatte sie die beiden auch nur an der Stimme erkannt, denn die Oberärztin war gerade mit dem Studium einer Patientenakte beschäftigt und wandte den Blick von dieser auch nicht ab. Frau Dr. Michaelis, die Neuro-Oberärztin schien immer irgendwie gestresst zu sein. Gerald kam es so vor, dass ihr einziges Ziel darin bestand, die beiden Famulanten so schnell wie möglich wieder loszuwerden. Während Frau Dr. Michaelis noch immer über ihrer Akte brütete, sagte sie: „Heute machen Sie keine Aufnahmen!"

„Nein?", fragte Gerald. Er hatte sich ein bisschen vorgedrängelt und stand einen Schritt näher an dem Schreibtisch, an dem die Oberärztin saß. Natürlich war sich Gerald seines guten Aussehens bewusst und hatte insgeheim gehofft, damit ein bisschen Eindruck bei der schlanken, dunkelhaarigen Dr. Michaelis zu schinden. Das gelang ihm auch. So bildete es sich Gerald zumindest ein.

„Nein!", antwortete die Oberärztin, legte ihren Stift weg und schaute das erste Mal zu Gerald und Dieter auf. „Sie kümmern sich heute um Zimmer 11. Die 78-jährige Patientin klagt über Schwindelattacken."

„Schwindelattacken?", fragte Gerald und gab sich ganz selbstbewusst. „Gibt es eine Diagnose und einen Befund?"

„Nein! Die Dame hat nichts Akutes. Eine Diagnose gibt es ebenfalls noch nicht", sagte die Oberärztin weiter, packte die Patientenakte zusammen, drückte sie Gerald in die Hand und lächelte ihn dabei an. Das war allerdings kein Lächeln, wie es sich Gerald gewünscht hätte. Vielmehr hatte es ein bisschen was von Schadenfreude. „Sie werden die Dame gründlich untersuchen und Ihre Diagnose stellen!"

Die Oberärztin verließ den Raum, noch bevor Gerald etwas sagen konnte. Untersuchen und eine Diagnose erstellen? Gerald bereute in diesem Moment, dass er sich eben beim Hereinkommen vorgedrängelt hatte. Jetzt fühlte er sich, als hätte er den Schwarzen Peter bekommen oder die berühmte A-Karte gezogen. Eine Untersuchung am lebendigen Menschen?

„Wie stellt die sich das denn vor?", fragte Gerald und schien richtig entsetzt zu sein.

„So wie sie es gesagt hat!", meinte Dieter trocken.

„Ich habe noch nie einen Menschen untersucht!"

„Ich auch nicht!"

„Dann geh ich mal zu Dr. Wolfermann vor und sage ihm das!", meinte Gerald. Dr. Walter Wolfermann war der Stationsarzt.

„Der hat doch heute frei!", meinte Dieter.

„Was?", entfuhr es Gerald. „Wir können doch nicht ohne einen erfahrenen Arzt jemanden untersuchen und eine Diagnose stellen …"

„Warum denn nicht?", meinte Dieter ganz ruhig. Er verstand überhaupt nicht, was sein Studien-Kollege für ein Problem damit hatte. „Komm, lass uns die alte Dame einfach untersuchen!" Dieters Augen blitzten vor Tatendrang. Gerald hingegen machte sich fast in die Hose.

Frau Kaiser, die 78-jährige Patientin, machte einen recht munteren Eindruck, als die beiden angehenden Famulanten ins Zimmer kamen. Sie saß auf ihrem Bett und machte gerade ein Kreuzworträtsel.

„Ja, sicher können Sie mich untersuchen!", antwortete Frau Kaiser, nachdem Gerald sie ganz vorsichtig gefragt hatte, ob er sie zusammen mit Dieter untersuchen dürfe. „Deswegen bin ich doch hier! Wissen Sie, eigentlich bin ich gar nicht krank. Aber mein Sohn meinte, ich soll das mit dem Schwindel mal abklären lassen!"

„Darf ich mal?", fragte Gerald und schob ganz vorsichtig das Nachthemd der alten Dame hoch, um sie abzuhören. Gerald machte sich die Hörer des Stethoskops in die Ohren und setzte es am Rücken an. Geralds Hände zitterten, und er begann zu schwitzen. Dieter beobachtete alles und wunderte sich nur, warum sein Studien-Kollege sich so anstellte. An der Uni hatten sie das doch unzählige Male geübt. Gerald hörte nichts und dachte sich schon, er habe was falsch gemacht.

„Atmen Sie tief ein und aus, Frau Kaiser!", meinte Dieter nach ein paar Sekunden und warf Gerald einen strengen Blick zu.

„Natürlich, ja! Atmen Sie tief ein und aus, Frau Kaiser!", sagte Gerald dann auch und setzte die Anamnese fort. Er horchte, horchte und horchte. Gerald war so was von unsicher, dass die alte Dame nach einer Weile meinte:

„Das dauert aber lange, junger Mann!"

Das war extrem peinlich. Mensch, warum nörgelt die jetzt auch noch an mir rum, dachte er sich und wurde noch unsicherer. Dieter schob seinen Kollegen unbemerkt zur Seite und übernahm das Abhören. Erleichtert und etwas deprimiert zugleich, überließ Gerald ihm das Feld. Wie der das drauf hat, dachte sich Gerald, als er Dieter beobachtete. Als ob er das schon zig Male am Patienten gemacht hätte.

Am Ende ihrer Untersuchung stellten die beiden angehenden Ärzte fest, dass es sich bei Frau Kaiser um eine vitale ältere Dame handelte, die außer eine Arthrose am rechte Knie und einer Appendektomie in jungen Jahren keine sonstigen Befunde zeigte.

„Miss den Blutdruck!", meinte Dieter zu Gerald. Auch das hatte er im Studium schon zig Male gemacht. Aber noch nie an einem ‚echten Patienten'. Gerald legte die Manschette an und pumpte sie auf. Es dauerte wieder eine ganze Weile, bis er das Gerät richtig platziert hatte. Als er den Druck abließ, wurde Frau Kaiser plötzlich kreidebleich.

„Mir wird wieder schwindelig.", sagte sie keuchend und sank auf ihr Kissen.

„Oh Gott!", entfuhr es Gerald. Auch ihm wurde in diesem Moment etwas schwindelig. Er fühlte, wie ihm vor Angst und Unsicherheit das Blut aus dem Gesicht wich. Die Stethoskop-Oliven noch in den Ohren, starrte Gerald die Patientin an. Dann schaute er hilfesuchend zu Dieter. In diesem Moment erholte sich Frau Kaiser wieder.

„Lass mich mal!", sagte Dieter, und Gerald gab ihm das Stethoskop. In aller Ruhe und ziemlich professionell legte Dieter die Manschette an und maß den Blutdruck. Gerald bewunderte Dieters Ruhe, und wie selbstsicher er seine Arbeit erledigte. Dann meinte Dieter: „120/85! Und bei dir?"

„150/110!", antwortete Gerald unsicher. „Ich glaube, das stimmt nicht ganz!"

„Miss noch mal!", sagte Dieter. Gerald versucht sich ein weiteres Mal. Und dann passierte es erneut: Frau Kaiser wurde schwindelig, und sie sank wieder auf ihr Kissen. Und wieder erholte sie sich schnell. Gerald hatte wieder 150/110 gemessen. Gerald begann zu schwitzen. Seine Angst und Unsicherheit steigerten sich ins Unerträgliche.

„Ich glaube, ich bin zu doof, einen Blutdruck zu messen!", meinte Gerald deprimiert.

„Oder wir haben eine Seitendifferenz!", meinte Dieter. Gerald schaute ihn wieder bewundernd an. Dass Sein Studien-Kollege in diesem Moment so einen klaren Kopf behalten konnte, während er völlig durch den Wind war, imponierte Gerald. Selbstbewusst und sehr professionell fragte Dieter die Patientin aus. Sie berichtete, dass sie diese Schwindelanfälle oft morgens beim Frisieren hatte und auch manchmal tagsüber. Meist bei Arbeiten über dem Kopf. Fensterputzen und dergleichen.

Später, als die beiden die Anamnese vervollständigten und alles zusammengetragen hatten, kam Dieter zu dem Ergebnis: Die Patientin litt an einem Subclavin-Steal-Syndrom. Es war also kein neurologischer Fall. Später beim oberärztlichen Abschlussgespräch trug Dieter Frau Dr. Michaelis den Befund vor. Wieder sehr selbstbewusst und professionell. Es hatte sogar den Anschein, als würden da zwei erfahrene Ärzte auf Augenhöhe diskutieren. Die Oberärztin zeigte sich beeindruckt und meinte anerkennungsvoll: „Das haben Sie sehr gut gemacht, Herr Schindler, Herr Lang. Sie haben mit einfachsten Hilfsmitteln gute Argumente gefunden. Ja, Sie haben richtig und gut Medizin praktiziert!"

Gerald war beeindruckt von seinem Studien-Kollegen, den er auf der Uni nie richtig wahrgenommen hatte. Doch das Selbstvertrauen und das professionelle, ruhige Vorgehen Dieters hatte ihn schwer beeindruckt. Wäre Gerald alleine gewesen, er hätte seine erste ‚echte Untersuchung' wohl gegen die Wand gefahren. Und wie Dieter cool und lässig mit der Oberärztin umgegangen war, beeindruckte Gerald ebenso. An diesem Abend lud er seinen Studien-Kollegen zu einem Bier ein. Das war Gerald Dieter schuldig. Als sie so dasaßen, ließen die beiden Jung-Ärzte den Tag noch einmal Revue passieren. Wieder redete Dieter so, als ob alles nur ein Klacks gewesen wäre. Gerald bewunderte ihn um dieses Vertrauen in sein Können und all das Erlernte. Mann, so wäre ich auch gerne, dachte sich Gerald insgeheim. Nach einer Weile kam eine hübsche, junge blonde Frau zu den beiden an den Tisch.

„Hi ihr!", meinte sie mit einem bezaubernden Lächeln. „Habt ihr nicht Lust, euch zu uns zu setzen?" Die Hübsche zeigte rüber zu einem anderen Tisch, an dem noch eine weitere junge Frau saß und Gerald und Dieter zuprostete.

„Äh …, äh nein, …", stotterte Dieter und wurde in diesem Moment knallrot. Gerald schaute seinen Studien-Kollegen überrascht an. Eben noch so selbstbewusst und souverän, als es um Medizin ging, und jetzt …? Gerald verstand das gar nicht. Der ist ja doch voll der Angsthase, dachte er sich.

2.7.2 Theorie

Arzt zu sein bedeutet auch, im Angesicht ständiger unvorhergesehener Herausforderungen handlungsfähig zu bleiben und zu agieren. Daher ist es von essentieller Bedeutung, mit einem hohen Maß an Unsicherheit umgehen zu können. Das folgende Kapitel beleuchtet aus unserer Sicht maßgebliche Aspekte hierfür.

Unsicherheit entsteht meistens dann, wenn Menschen gewohnte Bahnen verlassen (müssen) und bewährte Lösungsstrategien nicht mehr ausreichen. Diese Phasen der Instabilität auszuhalten, also den Übergang zu einer neuen Lösungsstrategie erfolgreich zu bewältigen, erhöht das Vertrauen in die eigenen Fähigkeiten und somit das persönliche Gefühl von Einflussnahme. Unsicherheit könnte demnach auch eine hervorragende Gelegenheit für

Ihre eigene Entwicklung sein. Unsicherheit könnte demnach auch als selbst-gewählte persönliche Herausforderung gesehen werden, mit dem Ziel, sich selbst weiterzuentwickeln. Andererseits entsteht Unsicherheit auch häufig als Resultat von unfreiwilligen und unvorhergesehenen Situationen. So könnten während eines Nachtdienstes zeitgleich mehrere Notfälle auftreten, es könnte zu technischen Problemen kommen, oder der Zustand eines Patienten ver-schlechtert sich schlagartig. In diesem Fall handelt es sich nicht mehr um selbst gewählte Unsicherheit, man wächst zwar trotzdem, jedoch ohne sich bewusst dafür entscheiden zu können oder gar in der Lage sein, zu wählen.

Da es insbesondere unsere festen Gewohnheiten sind, die das Maß der erlebten Unsicherheit bestimmen, ist es entscheidend, zu verstehen, welche Phasen zur Veränderung einer Gewohnheit zu durchlaufen sind, um mit Unsicherheit besser umgehen zu können.

Bevor Sie weiterlesen, absolvieren Sie unbedingt die folgende Praxisübung:
1. Nehmen Sie Ihre Jacke zur Hand.
2. Ziehen Sie die Jacke wie gewohnt an. Wie fühlen Sie sich?
3. Ziehen Sie nun die Jacke wieder aus.
4. Ziehen Sie die Jacke nun mit der *anderen Hand* zuerst an. Wie fühlt sich das an?

Was denken Sie, wie lange müssten Sie üben, dass Sie, wenn Sie um 5 Uhr morgens zu einem Notfall geweckt werden, ohne darüber nachzudenken, beim Verlassen des Hauses die Jacke nehmen und automatisch mit dem anderen (ungewohnten) Arm zuerst in die Jacke schlüpfen?

Je nach Training, Intensität und Anreiz kann es bis zu mehreren Monaten dauern, bis die alte Gewohnheit „verlernt" und die neue fest etabliert wurde – und wir reden nicht über komplexe Veränderungen, wie etwa anders zu kommunizieren oder gar die eigenen Denkmuster nachhaltig zu verändern.

Was wir mit diesem Beispiel sagen möchten ist, dass das Verändern der eigenen Gewohnheiten sehr anspruchsvoll sein kann und nur selten schnell erfolgt. Vor allem, wenn Sie nicht einem offensichtlichen „Schmerz" (im obigen Beispiel könnte das ein gebrochener Arm sein, der Sie zwingt, den anderen Arm zu benutzen) oder einer anderen intensiven Emotion aus-gesetzt sind, welche Ihre Motivation erhöhen kann. Nehmen Sie sich daher nicht zu viele Veränderungen auf einmal vor. Kleine und dafür nach-haltige Umstellungen bringen langfristig den höchsten Nutzen. Das Modell der fünf Phasen der Gewohnheitsänderung nach Wolf (2011) kann Sie in diesem Prozess unterstützen, indem es Ihnen aufzeigt, welche Sequenzen zur nachhaltigen Verhaltensänderung notwendig sind.

- **Phase 1: Bewusst machen**

Nutzen Sie die Übung aus dem Anwendungsteil dieses Kapitels, um sich darüber klarzuwerden, welche eigenen Gewohnheiten Sie als nicht zieldienlich erachten und verändern möchten. Wie sähe Ihre neue Gewohnheit aus, die Sie stattdessen aufbauen möchten? Das intellektuelle Verstehen ist der erste und auch der leichteste Schritt. Es folgt die Umsetzung.

- **Phase 2: Planen**

Überlegen Sie sich genau, wann, wie und wo Sie die neue Gewohnheit im Alltag umsetzen werden. Stellen Sie sich beispielhaft eine konkrete Situation vor, in der Sie bisher wie gewohnt gehandelt haben und nun gedanklich Ihre angestrebte Gewohnheit ausführen.

- **Phase 3: Emotionale Ambivalenz**

Diese Phase gestaltet sich als die schwierigste. Intellektuell wissen Sie, dass das alte Verhalten keinen Sinn mehr macht, es fühlt sich allerdings noch unangenehm, sprich: *ungewohnt* an, das neue Verhalten auszuführen. Sie können es sich anhand des folgenden Beispiels vor Augen führen: Sie sind bisher immer auf dem Weg zur Arbeit eine bestimmte Strecke des Weges durch einen Wald gegangen. Auf einmal wird der letzte Teil ihrer gewohnten Strecke zum Sperrgebiet für den Artenschutz erklärt – da kein anderer Weg ans Ziel führt, müssen Sie nun querfeldein durchs Gebüsch laufen. Nach dem ersten Mal ist der Weg kaum geebnet, und auch das Gebüsch macht Ihnen das Vorankommen schwer. Doch mit jedem Mal tritt sich der Pfad weiter aus, und es wird immer einfacher, den neuen Weg einzuschlagen. Ganz ähnlich verhält es sich mit den neuronalen Bahnen in Ihrem Gehirn, welche die Bildung Ihrer Gewohnheiten repräsentieren. Diese Inkonsistenz zwischen Intellekt und Emotion gilt es, auszuhalten bzw. sogar, sie zu begrüßen, denn: Sie zeigt an, dass Sie auf dem richtigen Weg zur Veränderung Ihrer bestehenden Gewohnheit sind.

- **Phase 4: Konsistenz von Intellekt und Emotion**

Das unangenehme, ungewohnte Gefühl, wenn Sie die neue Gewohnheit ausführen, ist mittlerweile verschwunden. Sie haben so lange trainiert, bis das neue Verhalten so weit verankert ist, dass es sich nicht länger ungewohnt anfühlt, wenn Sie es bewusst ausführen.

- **Phase 5: Unbewusste Kompetenz**

In diesem Zustand ist die Gewohnheit noch tiefer verankert, sodass Sie nicht länger willentliche Anstrengung darauf verwenden müssen, das neue Verhalten zu zeigen.

Ein weiterer Aspekt für den Umgang mit Unsicherheit ist neben einem stabilen Selbstwert (siehe Kapitel Selbstwert) der Aufbau von großem Selbstvertrauen. Selbstvertrauen meint hier, dass Sie sich zutrauen, mit Ihrer Kompetenz in einer bestimmten Situation ein gewünschtes Ergebnis herbeizuführen. Dies beinhaltet ebenfalls, dass Sie sich in einer ungewissen oder schwierigen Situation auf Ihre Fähigkeiten verlassen und wirkungsvoll mit der Situation umgehen können.

Unter Praktikern sehr beliebt ist das Modell des Vertrauens am Beispiel einer Baummetapher nach Covey (2010):

1. Die Wurzeln eines Baumes bilden das Fundament, auf dem er steht. In der Metapher stehen die Wurzeln für die eigene Integrität. Mit Integrität ist hier gemeint, dass ein Mensch seine eigenen Werte kennt und danach lebt. Integer zu sein bedeutet dieser Definition nach auch, dass Wort und Tat möglichst übereinstimmen. Für die Praxis bedeutet das nun konkret, dass Sie einerseits Ihr Selbstvertrauen erhöhen können, indem Sie sich etwas vornehmen und es umsetzen. Andererseits steigt Ihr Selbstvertrauen auch, wenn Sie sich Ihrer Werte bewusst werden und Ihr Leben aktiv danach ausrichten.

2. Der Stamm des Baumes gibt die Richtung vor, in die er wächst. In der Metapher steht er für die Absichten, die Sie verfolgen. Übertragen auf das Selbstvertrauen, bedeutet dies, dass Sie, wenn Sie sich Ihrer Absicht bewusst werden, indem Sie sich persönliche Ziele setzen und diese auch klar kommunizieren und verfolgen, Ihr Selbstvertrauen erhöhen können. Ziele setzen bedeutet, dass Sie das zu erreichende Ergebnis konkret beschreiben und sowohl die Zwischenziele als auch das endgültige Datum konkret terminieren.

3. Die Äste des Baumes stehen für die Kompetenzen und Fähigkeiten, die Sie entwickeln. Je stärker die Äste des Baumes, umso tragfähiger das Astwerk. Übertragen auf Ihr Selbstvertrauen, bedeutet dies, dass das Wissen um die eigenen Stärken und Fähigkeiten sowie deren Weiterentwicklung maßgeblich dazu beitragen, wie es um Ihr Selbstvertrauen steht (siehe Kapitel zu Stärken).

4. Und schließlich stehen die Früchte des Baumes für die Ergebnisse, die Sie erreicht haben. Übertragen auf das Selbstvertrauen, bedeutet dies einerseits, sich auf das Produzieren von Ergebnissen zu konzentrieren, und andererseits, sich die eigenen bereits erreichten Ergebnisse vor Augen zu führen. Tut ein Mensch dies kontinuierlich, wirkt sich dies in positivem Maße auf sein Selbstvertrauen aus.

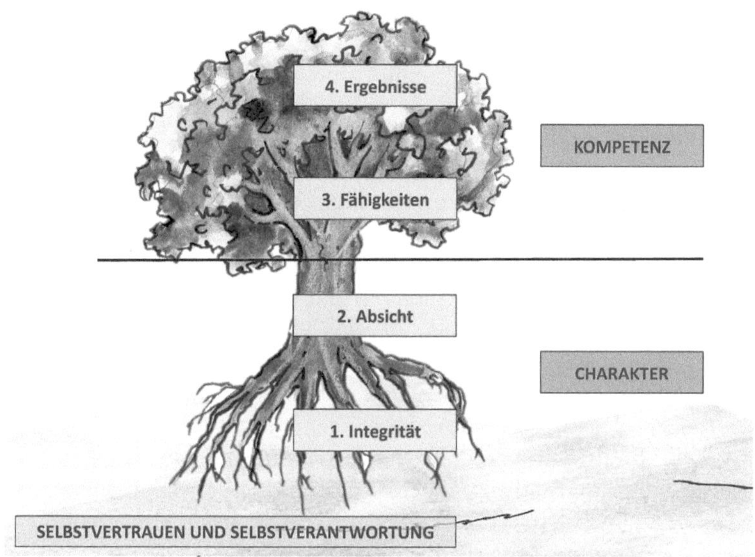

Vertrauensbaum nach Stephen M. R. Covey

Darüber hinaus gibt es nach Bandura (1986) weitere Quellen für Selbstvertrauen, die das obige Modell ergänzen:

1. Eigene Erfolgserlebnisse

   Ähnlich wie die Früchte in der Baummetapher erhöht das Erleben von eigenen Erfolgserlebnissen im realen Leben das Selbstvertrauen. Wenn Sie in der Vergangenheit eine ähnliche Situation erfolgreich bewältigt haben, trauen Sie sich dies auch künftig eher zu. Dabei kommt es jedoch darauf an, dass ein Mensch das Gefühl hat, dass er persönlich verantwortlich für den jeweiligen Erfolg ist, d. h., er kann das positive Ereignis zumindest teilweise auf seine eigenen Handlungen zurückführen.

2. Stellvertretende Erfahrung

   Durch das Beobachten von anderen Menschen kann sich ebenfalls das eigene Selbstvertrauen erhöhen – jedoch auch verringern –; je nachdem, ob die beobachtete Person Erfolg oder Misserfolg hat. Die Wirkung wird in positivem Maße von der Beziehung zu der beobachteten Person beeinflusst. Je sympathischer wir sie finden, umso ähnlicher wir dieser Person sind, und je eher die Person ein Vorbild für Sie ist, umso stärker ist die Wirkung durch die stellvertretende Erfahrung.

3. Verbale Ermutigung
   Hiermit ist die positive Ermutigung durch Vorgesetzte, Vorbilder etc. gemeint. „Du schaffst das!" kann durchaus eine positive Wirkung auf das Selbstvertrauen haben. Entscheidend ist jedoch die Qualität der Beziehung zu der Person, die zu ermutigen versucht. Ist diese sicher und stabil, wirkt sich das stärker auf das Selbstvertrauen aus. Zu beachten ist allerdings, dass unter bestimmten Umständen, nämlich wenn die Anforderung übermäßig hoch ist, dieser Effekt nicht mehr auftritt. Übertragen auf den Alltag, bedeutet das also, dass eine Ermutigung, z. B. durch den Chefarzt, Ihnen nur dann hilft, wenn Sie selbst zu einem gewissen Maße gewillt sind, zu glauben, dass Sie der Aufgabe auch gewachsen sind. Anderenfalls verpufft der Effekt, und Ihr Selbstvertrauen wird sogar eher geringer, da Sie sich überfordert fühlen könnten.

4. Körperliche Signale und Erregung
   Gemäß Fredrickson (2011) trägt das vermehrte Erleben positiver Emotionen langfristig zu einem erhöhten Selbstvertrauen bei. Kennen Sie Tage, „an denen einfach alles gut läuft"? In diesem Zustand packen Sie Herausforderungen leichter an und schreiten eher zur Tat. Positive Emotionen wirken wie ein Schutz gegen negative Emotionen wie etwa Stress. In Zuge dessen spielt auch der sogenannte „Undoing"-Effekt eine Rolle. Dieser besagt, dass das Erleben positiver Emotionen die körperliche (Nach-)Wirkung von negativen Emotionen „auslöschen" bzw. zu einer schnelleren Erholung beitragen kann.
   Ein weiterer Punkt ist die Art der Interpretation Ihrer persönlichen körperlichen Reaktionen. Bemerken Sie beispielsweise einen erhöhten Puls, während Sie im OP stehen, gibt es folgende Möglichkeiten: Entweder Sie führen dies auf Ihre persönliche Erregung zurück, etwa weil Sie sich unsicher fühlen. Oder Sie führen den erhöhten Puls auf die Tasse Kaffee zurück, die Sie vor kurzem zu sich genommen haben. Im ersten Fall ist Ihr Selbstvertrauen niedriger, im zweiten Fall deutlich höher. Es kommt demnach darauf an, wie Sie Ihre körpereigenen Reaktionen wahrnehmen und interpretieren.

5. Imaginäre Erfahrungen nach Maddux (2005)
   Maddux ergänzt Banduras Arbeit durch einen weiteren Punkt, nämlich persönliche imaginierte Erfahrungen. Demnach steigt das Selbstvertrauen auch, wenn ein Mensch sich selbst in einer künftigen Situation als erfolgreich vorstellt. Spitzensportler nutzen dies beispielsweise für die mentale Vorbereitung auf Wettkämpfe. Übertragen auf den klinischen Alltag könnte dies bedeuten, dass Sie sich bewusst vorstellen, wie Sie z. B. erfolgreich ihre erste Appendektomie durchführen werden (vgl. „Kino-Phobietechnik" aus dem Ängste-Kapitel).

Ihr Selbstvertrauen ist meist kontextgebunden. Das heißt, ein Chirurg kann eine Koryphäe im OP-Saal sein und sich gleichzeitig im Umgang mit zwischenmenschlichen Beziehungen unsicher fühlen. Selbstvertrauen ist einer der wichtigsten Faktoren für psychische Widerstandsfähigkeit und trägt in hohem Maße zur mentalen Gesundheit bei. Das Gegenteil von Selbstvertrauen ist die sogenannte „erlernte Hilflosigkeit". Menschen mit geringem Selbstvertrauen setzen sich entweder sehr niedrige Ziele, um somit sicherzugehen, dass diese auf jeden Fall erreicht werden, oder extrem hohe Ziele, bei denen es sozial und vor sich selbst verträglicher ist, zu scheitern. Menschen mit großem Selbstvertrauen setzen sich in der Regel anspruchsvolle Ziele, an denen Sie wachsen können. Generell gilt aus unserer Sicht, dass Sie Ihre Ziele Ihrem jeweiligen Selbstvertrauen anpassen sollten. Das bedeutet: Anspruchsvolle Ziele sind gut, solange das Selbstvertrauen dazu passt. Sehr oft lässt sich Ihr Selbstvertrauen unmittelbar erhöhen, indem Sie Ihr Ziel indirekt heruntersetzen – z. B. indem Sie Ihr bestehendes Ziel in Teilziele aufteilen und sich auf den ersten/nächsten, kleinstmöglichen Schritt konzentrieren.

2.7.3 Anwendung

- Listen Sie alle Ihre Gewohnheiten auf. Sortieren Sie: Welche Gewohnheiten dienen Ihrem *Wofür?* Welche schaden Ihnen?
- Wofür möchten Sie Ihre schlechten Gewohnheiten verändern?
- Machen Sie sich bewusst, dass es emotionale Kosten für jede Veränderung gibt. Welchen Aufwand sind Sie bereit, für die Veränderung einer schlechten Gewohnheit in Kauf zu nehmen?
- Wie können Sie sich die kleinen Fortschritte in der Veränderung Ihrer Gewohnheiten bewusst machen? Wie können Sie dafür sorgen, dass Sie diese kleinen Erfolgserlebnisse nicht übersehen und voll auskosten?
- Machen Sie eine Bestandsaufnahme. Schätzen Sie sich intuitiv auf einer Skala von 1 bis 10 zu jeder der vier Ebenen des Vertrauensbaums ein.
  - Integrität
  - Absicht
  - Fähigkeiten
  - Ergebnisse
- Welche der Ebenen könnten Sie am ehesten weiterentwickeln?
- Beenden Sie Ihre Tage mit einem positiven Tagesrückblick. Schreiben Sie jeden Abend drei Dinge auf, die gut gelaufen sind und/oder schön waren. Notieren Sie zu jedem Punkt, wie Sie dazu beigetragen haben.

- Auf welche Stärken können Sie sich verlassen? Bitten Sie Ihr Umfeld um eine Rückmeldung, welche Stärken Sie besitzen. Wie können Sie diese Stärken künftig mehr einsetzen?
- Welche schwierigen Situationen haben Sie in der Vergangenheit gemeistert? Wie genau haben Sie das getan? Was können Sie hieraus für künftige Herausforderungen ableiten?

2.7.4 Das Wichtigste in Kürze

Unsicherheit entsteht vor allem dann, wenn Sie gewohnte Bahnen verlassen möchten.

Frühere hilfreiche Gewohnheiten können zukünftig zum Problem werden, je nach veränderten Rahmenbedingungen.

Gewohnheiten zu verändern braucht Zeit, nutzen Sie das Modell der fünf Phasen der Gewohnheiten.

Mit Veränderung sind immer emotionale Preise verbunden. Indem Sie sich diese vorher bewusst machen, fällt es Ihnen leichter, an der Veränderung festzuhalten.

Selbstvertrauen ist Ihre Erwartung an Sie selbst, ob Sie mithilfe Ihrer Fähigkeiten in einer bestimmten Situation ein gewünschtes Ergebnis erzielen können.

Klären Sie Ihre wichtigsten Werte und Ihr *Wofür*. Ein Mensch, der weiß, wofür er steht und was ihm wichtig ist, erhöht unmittelbar sein Selbstvertrauen.

Selbstvertrauen ist meist kontextabhängig. Das Gegenteil von Selbstvertrauen ist erlernte Hilflosigkeit.

Einer der besten Wege, das eigene Selbstvertrauen zu erhöhen, ist es, sich die eigenen Stärken bewusst zu machen und gezielt einzusetzen.

Selbstvertrauen spielt eine entscheidende Rolle im Umgang mit Unsicherheit, Stress und für die eigene psychische Gesundheit.

Besonders wichtig im Aufbau von Selbstvertrauen ist es, sich den eigenen Einfluss auf erzielte Ergebnisse vor Augen zu führen.

2.7.5 Reflexionsfragen

- In welchen Bereichen schätzen Sie Ihr Selbstvertrauen hoch ein? Wie schätzen Sie Ihr Selbstwertgefühl ein?
- Bei welcher der fünf Phasen der Gewohnheitsänderung sollten Sie besonders achtsam sein?

- Was tun Sie, um sich Ihre erreichten Erfolge bewusst zu machen?
- Welche schwierige Situation in der Vergangenheit haben Sie erlebt, in der Sie erst unsicher waren und dann doch das gewünschte Ergebnis eingetreten ist? Wie haben Sie das damals genau gemacht?
- Was würden Sie sofort tun, wenn Sie wüssten, dass Sie nicht scheitern könnten?
- Wann entziehen Sie sich selbst die Berechtigung, d. h. in der Konsequenz auch das Selbstvertrauen?
- Wie klar ist Ihnen Ihr *Wofür?* Wie bewusst sind Sie sich über Ihre wichtigsten Werte?

2.7.6 Vertiefende Literatur

Covey SR (2010) Schnelligkeit durch Vertrauen: Die unterschätzte ökonomische Macht. GABAL, Offenbach

Fredrickson B (2011) Die Macht der guten Gefühle: Wie eine positive Haltung Ihr Leben dauerhaft verändert. Campus, Frankfurt a. M.

Hübler M, Koch T (2014) Komplikationen in der Anästhesie: Fallbeispiele, Analyse, Prävention. Springer Medizin, Berlin

2.8 Konzentration

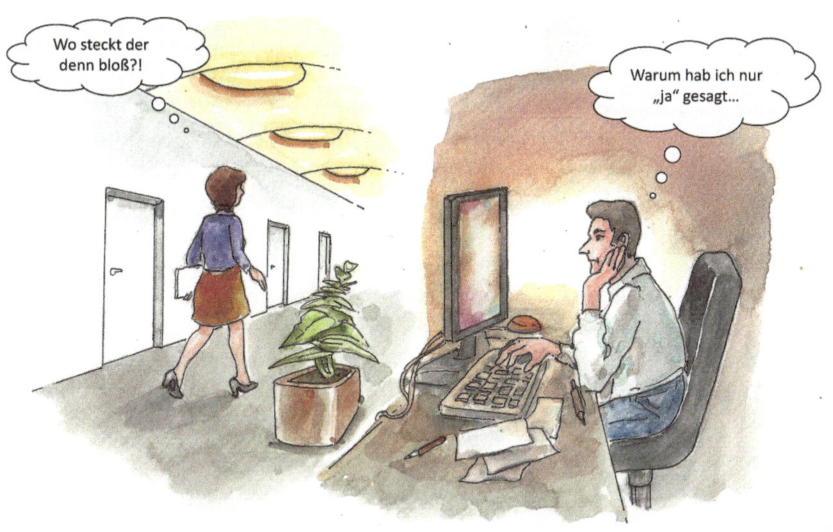

2.8.1   Ein Hund, der viele Hasen jagt

„Das darf doch einfach nicht wahr sein, wo steckt er denn bloß?", sagte Laura so vor sich hin, während sie im Schnellschritt durch die Gänge der Universität eilte. Die harten Absätze ihrer Schuhe erzeugten ein rhythmisches, aber ziemlich schnelles Klopfen auf dem frisch gewienerten Linoleumboden. Das hörte sich nicht an, wie der Gang eines normal laufenden Menschen, sondern eher wie der eines Wettkampfgehers auf den letzten Metern vor dem Ziel. Kein Wunder, denn Laura war auch sehr in Eile. Und wieder griff sie nach ihrem Handy und wählte Angelos Nummer. Wie viele Male schon an diesem Vormittag. Doch immer wieder sagte diese freundliche, weibliche Stimme: ‚Guten Tag, hier ist die Mailbox von …‘ Diese Ansage kann einen schon zur Weißglut bringen, wenn man jemanden dringend telefonisch erreichen will. So wie Laura Angelo, den sie fieberhaft suchte. Fast das ganze Uni-Gelände hatte Laura auch schon nach ihm abgesucht. Keine Spur von Angelo. Verständlich, dass Laura nervös wurde. Wie Angelo hatte sie sich entschlossen, während des Studiums ihre Doktorarbeit zu machen. Die beiden hatten sich unabhängig voneinander für eine klinische Studie entschieden und wählten dazu das gleiche Forschungsprojekt. Sie saßen in einem Boot. Und das sollte sich als das eigentliche Problem herausstellen, denn Laura und Angelo waren zwei völlig unterschiedliche Typen. Laura benötigte an diesem Tag noch ein paar wichtige Informationen von Angelo, die er ihr eigentlich schon am Vortag hätte geben sollen. Das tat er allerdings nicht. Es ging hierbei um Informationen für eine Veröffentlichung, die pünktlich hochgeladen werden musste. Und die Frist dafür lief unerbittlich. Nicht auszudenken, wenn sie die Einreichfrist versäumten. Die ganze Arbeit der letzten Wochen wäre umsonst gewesen. Und dieses Schreckensszenario bereitete Laura Magenschmerzen. Alles in ihr drehte sich, wenn sie darüber nachdachte. Auf der Treppe nach unten zum Computerraum dachte sie sich: ‚Ich kündige ihm meine Freundschaft, wenn der das jetzt verbockt!‘

„Da haben wir ja das Problem!", dachte sich Angelo. Er saß an einem der Computertische und suchte in einem Programm-Skript. Vor ihm stand ein Laptop, der einem Freund und Studien-Kollegen gehörte. Der hatte Angelo gestern Abend angerufen und ihn genervt, dass er ein Problem mit seinem Laptop hatte. Eigentlich hatte Angelo ja gar keine Zeit für so etwas, denn er musste ja noch Material für das Forschungsprojekt sammeln, an dem er zusammen mit seiner Studien-Kollegin Laura arbeitete.

„Wenn du mich so fragst, dann habe ich im Grunde genommen keine Zeit", meinte Angelo zu seinem Freund.

„Mensch Alter, ich brauche aber diesen bescheuerten Laptop, und mir fällt auf die Schnelle keiner ein, der mir da weiterhelfen kann."

Angelo war hobbymäßig in Sachen Computer und Programmierung unterwegs. Der Freund war hartnäckig und ließ nicht locker, und so ließ sich Angelo breitschlagen. Schließlich hatte ihm sein Studien-Kollege vor einiger Zeit auch aus der Patsche geholfen, als er sich seiner Zeit aufs Physikum vorbereitete hatte. An diesem Vormittag war der Computerraum nicht besetzt, und so konnte Angelo einen der Uni-Rechner nutzen, um die nötigen Programmteile zu recherchieren, die für die Reparatur des Laptops wichtig waren. Es war keine allzu große Sache, das mit dem Laptop. Angelos Kumpel hatte sich einen Virus eingefangen, der einige Programme lahmlegte. Angelo schaute auf die Uhr. Mist, dachte er sich, schon so spät. Er musste ja noch die Infos für die Veröffentlichung zusammenstellen. Und er wusste, es war nicht mehr viel Zeit. In diesem Moment bereute er, dass er sich von seinem Kollegen hatte breitschlagen lassen. Eigentlich hätte er die Informationen für die Veröffentlichung gerne bereits am Vorabend erledigt, aber sein Handy hörte nicht auf zu klingeln. Erst war seine Mutter dran, die wissen wollte, wie es ihm gerade ging. Dann ein Kollege vom Taekwondo, der Angelo nur mitteilen wollte, dass er seine Schuhe in der Umkleidekabine vergessen hatte. Na ja, und dann ein Kumpel wegen einem Ausflug am kommenden Wochenende. Alles nur Peanuts. Trotzdem, auch die kosteten Zeit, und ehe sich Angelo versah, war es bereits 23:15 Uhr und er hundemüde. Keine gute Zeit, um Informationen gewissenhaft zu sammeln und für eine Veröffentlichung zu eruieren.

„Guten Morgen, Frau Schamberger!", grüßte ein junger Arzt aus dem Labor, in dem Laura derzeit arbeitete. Aber sie hörte das nicht, war zu sehr in Gedanken. Dieses Gefühl, eine Mischung aus Nervosität, Stress und Wie-auf-glühenden-Kohlen-Sitzen, beherrschte ihren Emotions-Mix. Der junge Mann auf der Treppe ging instinktiv einen Schritt zur Seite. Wen wundert's? Laura hatte eine nicht unauffällige Ähnlichkeit mit einem wilden Stier, der in die Arena rennt. Unten angekommen, eilte Laura in Richtung Computerraum. Sie hatte vor, selbst noch nach einigen Dingen im Internet zu recherchieren. Sie war sauer auf Angelo, denn das wäre seine Aufgabe gewesen. Mit der Betreuerin hatte Laura einen Zeitplan ausgearbeitet, den sie auf jeden Fall einhalten wollte. So sauer, dass jemand ernsthaft um Angelos Gesundheit besorgt seine musste, wäre er Laura jetzt über den Weg gelaufen. Laura wollte gerade den Schlüssel aus ihrer Tasche holen, als ihr auffiel, dass der Raum gar nicht abgeschlossen war. Sie ging hinein. Es war ein großer Raum, der durch mehrere Raumteiler getrennte Computerplätze hatte. Ähnlich wie in einem Großraumbüro, in dem viele Arbeitsplätze auf die gleiche Weise untergebracht sind.

„Guten Morgen!", sagte Laura. Wenn der Raum nicht abgeschlossen war, musste ja jemand hier sein. Und da jeder dieser abgetrennten Bereiche sein eigenes Licht hatte, war es im vorderen Bereich ziemlich dunkel. Nur ganz hinten sah Laura einen erhellten Bereich.

„Morgen!", gab eine männliche Stimme zurück. Laura blieb stehen. Diese Stimme kannte sie doch? Laura ging in Richtung des hellen Bereichs. Je näher sie kam, desto mehr stieg bei ihr der Adrenalinspiegel. Und als sie unmittelbar vor dem Bereich stand, wechselte Lauras Gesichtsfarbe von rot zu lila. Denn in diesem Moment erkannte sie Angelo, der sich zu ihr umdrehte.

„Laura?", meinte Angelo kleinlaut, als er seine Kollegin erblickte, die aussah, als stünde eine mittlere Kernschmelze bevor.

„Kannst du mir mal verraten, was du hier machst?"

„Ich äh …, ich habe äh …, ja, ich habe recherchiert!"

„Ich versuche schon den ganzen Vormittag, dich zu erreichen", fauchte Laura wütend. „Ich brauche dringend die Informationen zu unserem Forschungsprojekt."

„Weiß ich", antwortete Angelo. „Ich bin ja auch dran! Ich werde heute Abend gleich …"

„Heute Abend?" Laura drohte gleich zu platzen. „Wir müssen morgen das Skript hochladen. Sonst wird es nicht mehr veröffentlicht."

„Morgen schon?", fragte Angelo erschrocken. „Nach meinem Kenntnisstand haben wir doch noch zwei Tage Zeit."

„Eben nicht, mein Lieber! Unser lieber Doktorvater hat uns einen falschen Termin gesagt. Aber das habe ich dir doch in der Email geschrieben."

„Du hast mir eine E-Mail geschrieben?", fragte Angelo.

„Jjjaaa …, vorgestern … am Nachmittag!"

Angelo dachte nach. Er konnte sich an keine E-Mail von Laura erinnern. Scheiße, dachte er sich in diesem Moment, und es wurde ihm heiß und kalt zugleich. Vorgestern hatte er seine E-Mails gar nicht gelesen. Ein Trainingskollege aus dem Taekwondo hatte bei Angelo angerufen und ihn gebeten, ins Gym zu kommen. In der Jugend-Gruppe stand eine Gürtelprüfung an, und ihr Trainer war an einer Grippe erkrankt. Angelo sollte einspringen und sagte zu. Er wollte seine Gruppe ja nicht hängenlassen. Als Angelo vorgestern schließlich erst spät heimkam, musste er auch noch lernen. Das tat er dann auch, bis spät in die Nacht hinein. So hatte es Angelo ganz einfach vergessen, seine E-Mails abzurufen.

„Ich habe ein Problem mit meinem Laptop!", meinte Angelo. Eine andere Ausrede fiel ihm nicht ein. Er wusste, dass er was verbockt hatte.

„Mit dem da?", fragte Laura und zeigte auf den Laptop unter Angelos Arm.

„Ne, nicht mit … Äh … ja genau", stammelte Angelo. „Das Ding spinnt. Ich bin gerade auf dem Weg in den Computershop und lass es reparieren. Dann mache ich gleich mit den Infos weiter. Versprochen!"

„Wie weit bist damit?"

„Ach, fast fertig!", wiegelte Angelo ab und versuchte, so cool wie möglich zu bleiben. Denn das stimmte ja gar nicht.

„Bis wann kann ich mit den Infos rechnen?", frage Laura.

„Sagen wir … spätestens heute Abend 23:00 Uhr?"

„Da bin ich schon im Bett!", antwortete Laura und regte sich langsam wieder ab. Sie glaubte Angelo. Schließlich hatte er auch genügend Zeit zur Verfügung, und so etwas macht man ja nicht auf den letzten Drücker. So dachte Laura zumindest. „Es reicht, wenn ich die Daten morgen früh auf meinem Rechner habe!"

Da hatte Angelo hoch gepokert. Das wusste er, und ihm war gar nicht wohl in seiner Haut. Angelo schnaufte erst einmal tief durch. Verdammt! Wie sollte er das schaffen, fragte er sich und schüttelte nur den Kopf. Angelo wurde wütend. Auf sich selbst, auf Studien-Kollegen, seine Betreuer, seinen Doktorvater und auf jeden, der ihm gerade durch den Kopf ging. Dabei lag es nicht an den anderen, sondern nur an ihm selbst. Angelo hatte sich das alles ganz anders vorgestellt mit der Doktorarbeit. Anfangs dachte Angelo, so eine 45-h-Woche lässt sich in einen entspannten Neun-bis-Fünf-Arbeitsalltag einteilen, den er ganz locker bewältigen würde. Fehlanzeige: Im Labor hatte er den nur ganz selten gefunden. Viele seiner Versuche liefen über mehrere Tage und mussten zu bestimmten Zeitpunkten weitergeführt werden. 24, manchmal auch 30 oder 48 h nach Infektion ernten, dann eine gewisse Zeitspanne Inkubationszeit und zwischendurch 20 min pipettieren, eine halbe Stunde im Dunklen stehenlassen, dann auswerten. Und ja nicht vergessen, die Termine im Online-Kalender der Arbeitsgruppe einzutragen. An manchen Tagen war Angelo zwölf Stunden im Labor, an anderen fing er frühmorgens an und konnte gegen Mittag schon nach Hause gehen. Zusätzlich musste er lernen und hatte schließlich zusammen mit Laura diese Veröffentlichung. Doch das war nicht wirklich das Problem. Angelo gehörte zu den vielseitig interessierten und aktiven jungen Menschen. Er machte viel Sport, kannte eine Menge Leute, und irgendwas kam immer noch dazu. Oft verschob er einfach das Lernen auf den nächsten Tag. Da rief ihn dann während des Lernens ein Kumpel an und lenkte ihn ab. Und wieder wurde es aufgeschoben. Und jetzt das! Jetzt musste er das Unmögliche möglich machen und bis morgen diese Informationen zusammenstellen. Zum Glück war heute kein Kurs, und ins Labor musste Angelo auch nicht. Er seufzte und schüttelte wieder den Kopf.

Fühlt sich so das Arbeitsleben an? Angelo schaute auf die Uhr. Wenn ich mich jetzt gleich zu Hause an den Rechner setze, dachte er, dann müsste ich es noch schaffen. Hoffentlich! Da klingelte sein Handy.

„Ja?", meldete sich Angelo.

„Hi Alter, hier ist Mike! Kannst du mal schnell in der Bib vorbeikommen? Ich bräuchte dich mal für eine halbe Stunde!"

Angelo schaute auf die Uhr. Na ja, eine halbe Stunde hin oder her, reißt es jetzt auch nicht mehr raus, dachte er …

2.8.2 Theorie

Die meisten Studierenden scheitern nicht an ihrem Zeitmanagement, sondern an Ihrer Fähigkeit zur Konzentration. Aus unserer Sicht liegt also genau hier der Schlüssel, um effektiv mit der Zeit umzugehen. Was bedeutet für Sie Konzentration? Eine zentrale Lösung, um sich selbst im Studium und auch später im Beruf auf einem hohen Niveau zu führen, ist es, die eigene Fähigkeit zur Konzentration auszubauen. Dabei spielt Konzentration nicht nur in fachlichen Dingen, wie etwa beim Lernen für eine Prüfung oder Behandeln eines Patienten, sondern vor allem in der Kommunikation eine entscheidende Rolle. Für uns ist Konzentration die Fähigkeit, die gesamte Aufmerksamkeit willentlich auf drei verschiedene Arten zu bündeln. Dabei ist es möglich, sich auf einen bestimmten Punkt außerhalb von uns, also beispielsweise einen Patienten, zu konzentrieren, die gesamte Umgebung mit allen verschiedenen Eindrücken wahrzunehmen oder sich auf einen Punkt innerhalb zu fokussieren, wie etwa beim Sport auf ein Körpergefühl.

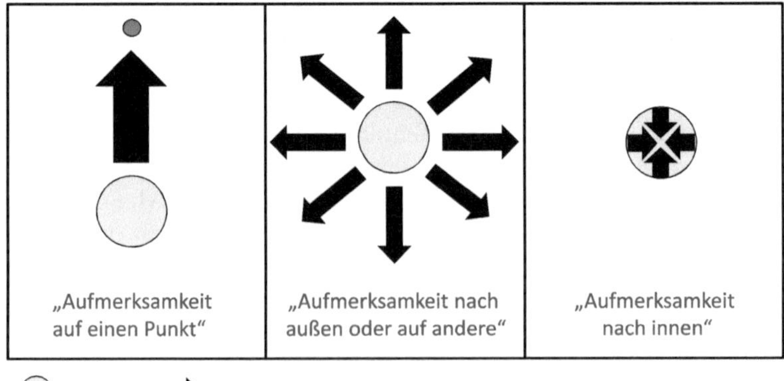

Konzentration ist eine trainierbare Fähigkeit, als würden Sie einen Muskel trainieren. Zudem gibt es bestimmte Rahmenbedingungen, die Ihrer Konzentration förderlich sind. Wie Sie wahrscheinlich wissen, ermüdet mit der Zeit die eigene Aufmerksamkeit. Deshalb macht es Sinn, wie auch im Sport, bewusst Pausen einzuplanen – idealerweise je nach Konzentrationsniveau alle 30–45 min für ca. 5–10 min – und zwar bevor Ihre Konzentrationsfähigkeit vollkommen erschöpft ist.

Planen Sie wichtige Aufgaben oder das Lernen für Prüfungen außerdem nach Ihrem individuellen Tagesrhythmus. So gibt es Menschen, die abends oder nachts besser arbeiten können, wohingegen andere vor allem in den frühen Morgenstunden fit sind. Finden Sie heraus, was für Sie persönlich funktioniert. Konzentration ist außerdem eine bewusste Entscheidung – wussten Sie das? Entscheiden Sie bewusst, sich zu konzentrieren, und eliminieren Sie alle potentiellen Störquellen (Handy, Kollegen, plötzlicher Appetit …). Setzen Sie Ihre Prioritäten – dafür ist es hilfreich, Ihr *Wofür* geklärt zu haben.

Um das Mittagstief zu vermeiden und Ihren Stoffwechsel nicht gegen Ihre Konzentration arbeiten zu lassen, sollten Sie sich außerdem gesund ernähren. Zudem ist Multitasking ein Mythos – das menschliche Gehirn ist nicht darauf ausgelegt. Neben dem Versuch des Multitaskings sind einer der größten Feinde der Konzentration sogenannte Übersprunghandlungen. Kennen Sie folgende Situation: Sie müssten eigentlich dringend auf eine wichtige Prüfung lernen, aber stattdessen beginnen Sie, Ihr Zimmer aufzuräumen, die Wohnung zu putzen, alte Unterlagen zu sortieren … Sie beschäftigen sich mit allem Möglichen, nur nicht mit dem Entscheidenden – nämlich für die Klausur zu lernen. Dies alles sind Beispiele für sogenannte Übersprunghandlungen, Handlungen, die wir ausführen, um unangenehmen Dingen aus dem Weg zu gehen. Denken Sie daran: Auch wenn Sie solche Übersprunghandlungen ausführen und sich dadurch nicht auf Ihr eigentliches Ziel konzentrieren, ist das eine mehr oder weniger bewusste Entscheidung. Eliminieren Sie nach Möglichkeit alle Arten von Tätigkeiten, die Sie ausführen, um Ihrer eigentlichen Aufgabe auszuweichen. Zu guter Letzt: Sorgen Sie dafür, dass Sie die Vorzüge von erholsamem Schlaf genießen. 6–8 h sollten es sein, um das tagsüber Gelernte nachhaltig zu festigen. Sehen Sie Schlaf nicht als lästige Ausfallzeit, sondern als hilfreiche Unterstützung, um tagsüber maximal konzentriert arbeiten zu können.

■ **Flow**

Wenn Sie in tiefer Konzentration arbeiten, kann es manchmal sein, dass die Zeit „wie im Fluge" vergeht. Um was für ein Phänomen handelt es sich hier? Und wie können Sie diesen Zustand öfter und bewusst herbeiführen?

Der Psychologe Mihály Csíkszentmihályi erforscht dieses Phänomen seit vielen Jahren. Er nennt den Zustand, in dem die Zeit einfach so an uns vorbeizieht und wir in einer Tätigkeit aufgehen, „Flow" (Csíkszentmihályi 2002). Bei der Flow-Theorie handelt es sich um ein wissenschaftlich fundiertes Konzept. Das vermehrte Erleben von Flow bietet neben einer erhöhten Fähigkeit zur Konzentration auch die Länge der Aufmerksamkeitsspanne. Es hängt mit kreativen Prozessen, beruflicher Leistung und Erfolg zusammen und motiviert uns, herausfordernde Tätigkeiten anzugehen. Zudem unterstützt das Flow-Erleben die psychische Widerstandsfähigkeit, stärkt den eigenen Selbstwert und begünstigt somit generell die persönliche Weiterentwicklung. Die Frage ist also: Wie entsteht Flow, und wie können Sie ihr Erleben von Flow beeinflussen?

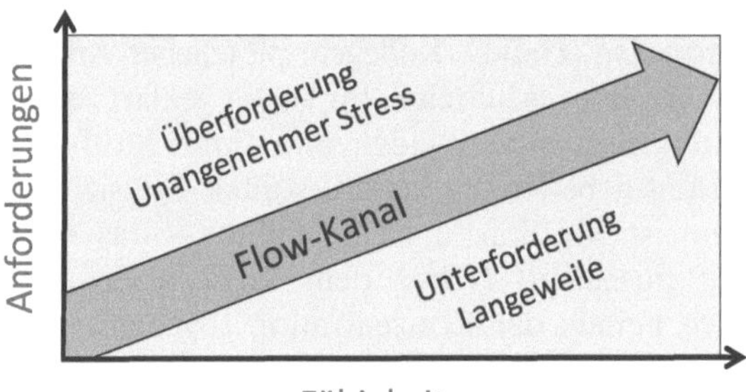

Der Flow Kanal erweitert nach Csíkszentmihályi

Flow entsteht aus einem besonderen Zusammenspiel aus Anforderung und Kompetenz. Ist Ihre Kompetenz bedeutend höher als die Anforderung der Aufgabe, fühlen Sie sich unterfordert und langweilen sich. Flow-Erleben vollzieht sich im sogenannten Flow-Tunnel, nämlich immer dann, wenn sich Kompetenz und Anforderung auf einem ähnlichen Niveau befinden. Wie können Sie Ihr Flow-Erleben steigern und damit die vielen positiven Effekte für sich nutzen?

Wenn die Anforderung zu niedrig ist, dass Sie sich unterfordert fühlen oder gar langweilen, suchen Sie nach Wegen, wie Sie Ihre Aufgabe anspruchsvoller machen. So könnten Sie beispielsweise die Schwierigkeit der Aufgabe erhöhen oder sich ein Zeitlimit setzen. Bei überfordernden Tätigkeiten zerlegen Sie die Aufgabe in Teilziele, die Sie möglichst unter Einsatz Ihrer Stärken konsequent verfolgen, oder suchen nach Unterstützung.

Die meisten Menschen empfinden Flow vor allem bei Hobbys. Oftmals ist dies einer der Hauptgründe, weshalb diese überhaupt ausgeübt werden. Nach dem Erleben von Flow fühlt man sich gewöhnlich zufrieden, stolz und energiereich. Die Mechanismen, die hierbei greifen, können Sie sich jedoch auch an anderer Stelle zunutze machen. Das bedeutet natürlich nicht, dass Sie ab sofort immer nur noch im Flow lernen oder arbeiten werden. Es mag Situationen geben, da stellt sich der besagte Zustand erst spät oder vielleicht auch gar nicht ein. Machen Sie sich bewusst, in welchen Bereichen Sie vielleicht noch Potential haben, um vom Flow-Erleben zu profitieren. Gönnen Sie sich zudem regelmäßig Zeit mit Tätigkeiten, die nichts mit purer Leistung, Zielerreichung oder Karriere zu tun haben, Ihnen aber dennoch den Zustand von Flow bescheren.

2.8.3 Anwendung

Je genauer Sie wissen, wofür Sie sich konzentrieren möchten, umso leichter wird es Ihnen fallen. Klären Sie bei einer Aufgabe unbedingt, wofür es sich lohnt, konzentriert daran zu arbeiten und welche Vorteile sich dadurch ergeben. Notieren Sie Ihre Erkenntnisse.

Machen Sie sich Ihre Übersprunghandlungen bewusst. Listen Sie alle Tätigkeiten auf, die Sie diesbezüglich von sich kennen. Fragen Sie ggf. noch Ihr Umfeld und ergänzen Sie.

Nutzen Sie die WOOP-Methode nach Oettingen zur Zielerreichung (Oettingen 2017):

Notieren Sie die folgenden Punkte der Reihe nach:

1. Wish – Was wünschen Sie sich zu erreichen?
2. Outcome – Welches bestmögliche Ergebnis könnte eintreten, wenn sich dieser Wunsch erfüllt? Gehen Sie „in die Vollen" und holen Sie aus.
3. Obstacle – Welche Hindernisse könnten bei der Umsetzung auftreten? Was könnte sonst noch im Weg stehen?
4. Plan – Überlegen Sie genau, wann diese Hindernisse auftreten und wie sie damit umgehen möchten. Bauen Sie Wenn-dann-Ketten auf: Wenn Hindernis x auftritt, dann tue ich Folgendes …

Überlegen Sie sich, welchen Preis Sie zahlen, wenn Sie sich entscheiden, sich gar nicht bzw. auf Übersprunghandlungen zu konzentrieren. Notieren Sie.

Überprüfen Sie Ihre Randbedingungen zur Konzentration. Welche wiederkehrenden Störquellen können Sie identifizieren? Wie können Sie diese eliminieren?

Beobachten Sie Ihren Tagesrhythmus. Gewöhnlich haben Menschen wenige Stunden nach dem Aufstehen ihr leistungsfähigstes Fenster, gefolgt von einem abfallenden Konzentrationsniveau über den Nachmittag. Im Anschluss folgt am frühen Abend oft noch eine Phase, zu der Sie wieder konzentriert, wenngleich auch nicht wie vormittags, arbeiten können. Im Anschluss sinkt das Niveau bis kurz vor dem Schlafen immer weiter ab. Dieser Verlauf ist natürlich individuell verschieden, soll Ihnen jedoch als Anhaltspunkt dienen, Ihren eigenen Rhythmus zu identifizieren. Notieren Sie wiederkehrende leistungsfähige und wiederkehrende leistungsschwache Zeitfenster.

Wobei empfinden Sie bisher Flow? Wo könnten Sie zusätzlich noch Flow erleben?

Schreiben Sie fünf Dinge auf, die Sie besonders gerne tun. Wie könnten Sie dabei Ihr Flow-Erleben begünstigen? Planen Sie konkrete Termine für diese Aktivitäten ein und setzen Sie diese um. Was sind Ihre Erkenntnisse?

Woran merken Sie, dass Sie überfordert sind? Woran merken Sie, dass Sie unterfordert sind?

2.8.4 Das Wichtigste in Kürze

Konzentration ist erlern- und trainierbar.

Sich auf eine Sache zu konzentrieren ist eine bewusste Entscheidung. Sich nicht zu konzentrieren ist keine Ablenkung, sondern ebenfalls eine Entscheidung.

Es gibt drei Arten von Konzentration:
1. Auf einen Punkt außerhalb (z. B. Gesprächspartner)
2. Auf einen Punkt innerhalb (z. B. Körperwahrnehmung beim Sport)
3. Auf die Umgebung (Eindrücke, die Sie wahrnehmen)

Verbringen Sie regelmäßig Zeit mit Dingen, die wichtig, aber nicht dringend sind. Blocken Sie hierfür bewusst Zeit, ansonsten ist die Chance, dass Sie diese Themen angehen, sehr gering.

Lernen Sie, „Nein" zu sagen.

Nutzen Sie den Flow-Kanal, um ein optimales Maß an Über- und Unterforderung für sich zu finden.

Ihre Kompetenz in Bezug auf Ihre Konzentration ist maßgeblich für Ihre fachliche sowie kommunikative Kompetenz.

2.8.5 Reflexionsfragen

- Was würde passieren, wenn Sie von nun an kontinuierlich an Ihrer Fähigkeit zur Konzentration arbeiten würden?
- Bei was können Sie gut Nein sagen? Wo fällt es Ihnen schwer?

- Wie viel Schlaf tut Ihrer Konzentration gut?
- Welche Ernährung unterstützt Ihre Konzentration am besten? Welche Rituale könnten Sie nutzen, um sich auf Konzentration zu „programmieren"?
- Kennen Sie Ihre Stärken?

2.8.6 Vertiefende Literatur

Goleman D (2014) Konzentriert Euch! Eine Anleitung zum modernen Leben. Piper, München
Oettingen G (2017) Die Psychologie des Gelingens. Pattloch Verlag, München

2.9 Zuhören und kommunizieren

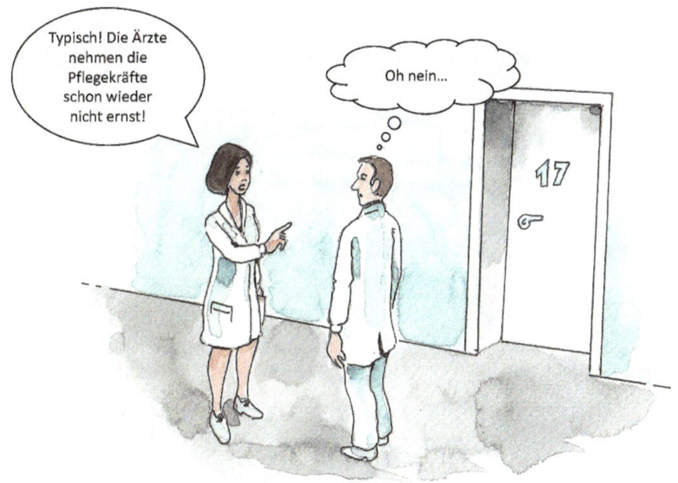

2.9.1 Der Arzt hat immer recht – wirklich?!

Mann, ist das kalt, dachte sich Knut, als er die lange, abfällige Straße entlangfuhr, die zum Gelände des Klinikums führte. Wie fast jeden Morgen hatte Knut das Bike genommen. Hier in dieser extrem fahrradfreundlichen Stadt täte jeder gut daran, denn mit dem Auto gerät man schnell an seine Belastungsgrenze. Vor allem morgens und abends zur Rushhour. Das größte Problem waren allerdings die Parkplätze. Denn rund um die Klinik waren die dünn gesät und sie zu finden für die Bediensteten jeden Tag ein kleines Lotteriespiel. Knut musste schon mehrmals so weit von der Klinik wegparken, dass er fast eine halbe Stunde zu Fuß unterwegs war. Mit dem Rad dauerte es von seiner neuen Wohnung auch nicht länger als mit dem Auto. Also schwang sich Knut immer dann, wenn es das Wetter erlaubte, auf den Drahtesel. So tat er ein bisschen was für seine Gesundheit und sparte Nerven und Geld für Benzin und Parkplatzgebühren. Knut stellte sein Rad am Fahrrad-Parkplatz der Klinik ab und ging hinein. Der Krankenpfleger war spät dran und beeilte sich. Denn gleich war Schichtwechsel.

„Guten Morgen zusammen!", grüßte Knut in die Runde. „Sorry, aber bei uns ums Haus haben sie die Straße aufgerissen. Da musste ich einen Umweg fahren."

„Kein Thema!", entgegnete Schwester Miriam. Alle Schwestern und Pfleger standen bereits in einem großen Kreis im Pflegezimmer und diskutierten, was in der Nacht alles vorgefallen war.

„Die Brückner auf Nummer 5 klagt über Bauchschmerzen.", sagte die junge Schwester, die in der Nacht bei Frau Brückner war.

„Wurde sie untersucht?", fragte Knut. Er hatte die 74-jährige Patientin die letzten Tage nach ihrer Colonkarzinom-OP intensiv betreut und sich um sie gekümmert. Eine nette alte Dame und sehr redselig. Knut mochte sie sehr!

„Nein!", meinte die junge Schwester. „Wahrscheinlich hat sie nur ein paar Blähungen. Sie hat gestern Abend Obst gegessen."

„Ich schaue gleich mal nach ihr!", meinte Knut.

Unmittelbar nach der Übergabe ging Knut zum Zimmer 5. Als er dieses betrat, merkte er sofort, dass irgendwas nicht stimmte. Im Gegensatz zu den letzten beiden Tagen sah Frau Brückner gar nicht gut aus. Und auch ihre übliche Begrüßungsformel ‚Ach, da kommt ja mein Lieblings-Krankenpfleger', die Knut so nett fand, unterließ sie. Vielmehr lag die alte Dame wie ein Häufchen Elend in ihrem Bett, war blass und starrte mit einem schmerzverzerrten Gesicht an die Wand.

„Guten Morgen Frau Brückner", sagte Knut, als er das Zimmer betrat „wie geht es Ihnen denn?"

„Schlecht!", antwortete Frau Brückner mit leiser, sehr schwacher Stimme. Knut setzte sich neben die Patientin auf das Bett. Sie gefiel ihm gar nicht.

„Was haben Sie denn?"

„Bauchschmerzen! Und mir ist so schlecht!"

Knut musterte die alte Dame. In den letzten beiden Tagen nach ihrer OP ging es ihr doch recht gut, dachte er sich. So wie es sein sollte, war alles im grünen Bereich. Es schien, als hätte die alte Dame diesen doch nicht unerheblichen Eingriff sehr gut weggesteckt. Darüber hatte sich Knut sogar vorgestern noch gewundert. Jetzt war Frau Brückner aber sehr blass, und man konnte ihr ansehen, dass sie litt. Das passte gar nicht zum normalen postoperativen Verlauf. Und am Obst, wie die junge Schwester gemeint hatte, konnte das nicht liegen. Blähungen äußern sich nicht so vehement. Das wusste Knut. Lange genug war er in seinem Beruf als Krankenpfleger tätig gewesen, um Einiges an Erfahrungen zu sammeln. Zu diesen Erfahrungen gehörten natürlich auch eine ganze Menge medizinischer Kenntnisse. Sein Beruf war für Knut Berufung. Neben all dem, was er pflichtmäßig lernen musste, hatte er sich in den vielen Jahren weitergebildet und den vielen Ärzten, mit denen er zusammengearbeitet hatte, über die Schulter geschaut. So war es an der Klinik kein Geheimnis, dass der Pfleger Knut manche Dinge mindestens genauso gut drauf hatte wie manch ein Arzt. Und das hier sah ganz sicher nicht nach Blähungen aus.

„Wann fing das denn an, Frau Brückner?", fragte Knut.

„Gestern Abend", antwortete die Patientin und stöhnte dabei leise. Knut fasste Frau Brückner an die Stirn. Nein, Fieber hatte sie wohl nicht, aber Knut fiel auf, das sie in ihrer Liegeposition die Beine sehr stark angezogen hatte. Mist, dachte sich Knut, das ist nicht wirklich ein gutes Zeichen.

„Können Sie mir nicht irgendwas gegen diese Schmerzen geben?", fragte Frau Brückner.

„Das muss ein Arzt entscheiden, Frau Brückner!" Normalerweise ist es nicht die Aufgabe der Pflege, Patienten zu untersuchen. Aber Knut hatte einen schlimmen Verdacht. So bat er die Patientin, sich auf den Rücken zu drehen. Ganz vorsichtig begann Knut den Bauch der Patientin abzutasten. Schon bei der ersten leichten Berührung äußerte Frau Brückner Schmerzen. Knuts Verdacht erhärtete sich. Er deckte die Patientin wieder zu und sagte: „Gleich ist Oberarzt-Visite, Frau Brückner. Der Dr. Mangelheimer wird sich das anschauen."

Knut hatte kein gutes Gefühl, als er aus dem Zimmer der Patientin kam. Eigentlich hätte er im Nachbarzimmer noch Blutdruck messen sollen. Aber der Zustand von Frau Brückner beschäftigte Knut. Für ihn wirkte es bedrohlich, und so erkundigte sich Knut vorne im Ärztezimmer, wann der diensthabende Oberarzt zur Visite eintreffen würde.

„Mangelheimer ist schon auf dem Weg zu uns!", antwortete die junge Stationsärztin. „Hast du die Blutdruckwerte von Zimmer 4?"

Die hatte Knut noch nicht, und er beeilte sich.

„Ist das die Patientin, die am Dienstag am Colonkarzinom operiert worden ist?", fragte Oberarzt Dr. Mangelheimer die junge Stationsärztin. Der mittelgroße, untersetzte Oberarzt hatte es ziemlich eilig, und so fragte er bereits zwischen den jeweiligen Zimmern die relevanten Daten ab.

„Ja!", antwortete die Stationsärztin.

„Wer hat sie operiert?"

„Muss ich nachschauen …", meinte die junge Ärztin und blätterte in der Patientenakte.

„Dr. Wechsler!", sagte Knut. Er hatte mit einer Schwester getauscht und sich der Visite angeschlossen. Oberarzt Mangelheimer schaute Knut an. Der allgemein als überheblich und arrogant bekannte Oberarzt schätzte in der Regel nicht, wenn die Pflege sich in ärztliche Gespräche einmischte, und schaute Knut mit einem dementsprechenden Blick an. „Die Patientin klagt seit gestern Abend über starke Bauschmerzen und Übelkeit. Ich war vorhin bei ihr und habe …"

„Falls es noch nicht bis zu Ihnen vorgedrungen sein sollte: Bei uns stellen die Ärzte den Befund der Patienten fest!", unterbrach Dr. Mangelheimer, blieb vor der Tür des Patientenzimmers stehen und schaute Knut demonstrativ an. Knut öffnet ihm die Türe und ließ die Ärzte eintreten. Knut selbst folgte als Letzter.

„So, guten Morgen, Frau Brückner!", sagte der Oberarzt und eilte in das Zimmer. Direkt neben der Patientin blieb er stehen. „Und, wie geht es Ihnen?"

„Schlecht, Herr Doktor", stammelte Frau Brückner mit leiser schwacher Stimme. Dr. Mangelheimer warf nur einen flüchtigen Blick auf die Patientin und blätterte dann in der Akte herum.

„Also wenn ich das so lese, dann ist die Operation sehr gut verlaufen", meinte der Oberarzt nur und schaute kurz auf seine Uhr.

„Aber ich habe seit gestern so starken Bauchschmerzen. Können Sie mir bitte …"

„Nach einer solchen Bauchoperation ist es ganz normal, dass man ein paar Schmerzen hat. Aber das ist nichts Ernsthaftes, Frau Brückner!"

„Seit heute Morgen ist mir auch sehr übel, Herr Doktor!"

„Gut", meinte der Oberarzt. „Ich werde veranlassen, dass Sie was gegen die Schmerzen bekommen. Frau Brückner, ich freue mich, dass Sie die OP so gut überstanden haben. Auf Wiedersehen!"

Knut wunderte sich, dass der Oberarzt die Patientin nicht abhörte oder ihren Bauch untersuchte. Sonst hätte er sicher auch festgestellt, dass ihre Bauchdecke extrem angespannt war und sogar die kleinste Berührung enorme Schmerzen verursachte. Das ließ Knut keine Ruhe, aber er traute sich in diesem Moment auch nicht, etwas zu sagen. Der Oberarzt verließ nach ganzen drei Minuten samt Gefolge das Zimmer von Frau Brückner und eilte zum nächsten Zimmer. Bevor die Gruppe dieses betrat, veranlasste er bei der Stationsärztin, der Patientin Brückner ein Schmerzmittel zu verabreichen.

„Herr Dr. Mengelheimer, ich möchte noch etwas zum Befinden von Frau Brückner sagen.", meinte Knut nach Beendigung der Visite ganz vorsichtig.

„Brückner?", antwortete der Oberarzt.

„Von Zimmer 5", antwortete Knut, „die Colonkarzinom-OP."

„Und?"

„Die Schmerzen kamen bei der Patientin gestern Abend sehr rasch und haben sich über Nacht stark verschlimmert. Ihre Bauchdecke …"

„Wir haben das ausführlich bei der Visite besprochen!", konterte der Oberarzt barsch. „Übrigens: Das Wichtigste, was Pfleger wie Sie können sollten, ist ‚Halten'. Stillhalten, Patientenakte halten, Klappe halten!"

Das hatte gesessen! Oberarzt Mangelheimer war ja für seine Arroganz bekannt, doch diese Ansage verfehlte ihre Wirkung nicht. Hier hatte ein Oberarzt seine Weisungsbefugnis und seinen Rang demonstrativ in Szene gesetzt.

„… schau also bitte noch einmal nach ihr!", sagte Knut zu Schwester Margit bei Schichtübergabe. Er hatte ihr von dem Befund und den Symptomen der Frau Brückner berichtet. Und auch, dass sich Knut große Sorgen um die alte Dame machte.

„Hast du das dem Mangelheimer und der Stationsärztin auch so gesagt?", wollte Schwester Margit wissen.

„Mehr oder weniger! Aber ich habe kein gesteigertes Interesse, mir noch einen weiteren Rüffel abzuholen. Der Mangelheimer hat das so entschieden, und damit basta!"

„Was?", entfuhr es Knut und war völlig außer sich. Er hatte gerade seinen Dienst angetreten und wie jeden Morgen erfolgte die Schicht-Übergabe.

„Ja, sie ist heute Nacht gleich operiert worden", erklärte Schwester Margit. Sie erzählte Knut, dass sich der Zustand von Frau Brückner am gestrigen Abend weiter verschlechtert hatte. Sie hatte ein aschfahles Aussehen, der Blutdruck war stark gefallen, und die Laborwerte zeigten hochpathologische Werte. Der herbeigerufene Oberarzt Dr. Wechsler stellte nach kurzer Untersuchung die Indikation zur sofortigen Operation bei Verdacht auf Bauchfellentzündung infolge einer postoperativen Anastomoseninsuffizienz fest.

„Also habe ich mich doch nicht geirrt!", schimpfte Knut verärgert. „Ich hatte schon gestern Vormittag den Verdacht. Die Bauchdecke der Brückner war hart wie Beton, und jede kleine Berührung war enorm schmerzhaft."

„Hast du den Mangelheimer darauf hingewiesen?"

„Klar! Das habe ich dir doch gestern Abend noch gesagt!", antwortete Knut. „Und der hat mich nur abgewatscht!"

„Typisch!", meinte Schwester Margit und schüttelte nur verständnislos den Kopf. „Uns Pfleger nehmen die Ärzte nicht ernst. Und wenn dann was passiert, dann sind wir schuld oder haben schlampig gearbeitet."

2.9.2 Theorie

Alle sechs Sekunden erleidet ein Patient abwendbaren Schaden. Studien zeigen deutlich, dass weltweit zwischen 25–80 % aller negativen Ereignisse in Kliniken auf mangelhafte Kommunikation zwischen Arzt, Pflegenden und Patient zurückzuführen sind. Die rein finanziellen Kosten belaufen sich dabei auf bis zu dreistellige Millionenbeträge. Mehr als 50 % der gemeldeten Behandlungsfehler auf Intensivstationen sind dabei auf Fehler in der Kommunikation zurückzuführen (Hannawa 2018; Hannawa und Jonitz 2017).

Wodurch sind diese Kennzahlen zu erklären? Und wie können Sie verbessert werden? Das folgende Kapitel soll hierzu Antworten liefern und Sie dabei unterstützen, die Weichen für gelingende Kommunikation bereits im Studium zu stellen.

Es gibt verschiedene Ursachen für die Probleme in der Kommunikation zwischen Ärzten, Pflegern und Patienten (Hannawa 2018; Hannawa und Jonitz 2017; Bartens 2007, 2008). Zwischen Arzt und Patient kommt es aufgrund der unterschiedlichen Rolle und Kompetenz bereits zu einem unterschiedlichen Gebrauch der Sprache. Somit liegt es auf der Hand, dass in dieser Konstellation leichter Missverständnisse auftreten können. Doch wie verhält es sich bei Ärzten und Pflegenden?

Bedingt durch die unterschiedliche Ausbildung beider Gruppen bilden sich bestimmte Kommunikationsstile heraus. So bewerten 32 % der Ärzte und 55 % der Pflegenden die Kommunikation als mangelhaft. Schichtübergaben und Besprechungen werden von 37 % der Ärzte sowie 27 % der Pflegenden als nicht optimal eingeschätzt (Picker Institut 2014).

Ärzte sind durch ihre Ausbildung rational geprägt und dadurch eher objektiv und strukturiert. Sie neigen außerdem dazu, sich vor allem auf wesentliche medizinische Kernpunkte zu beschränken. Pflegende dagegen lernen eher einen emotionalen Stil, sehen den Patienten ganzheitlich und schildern Situationen gerne in allen Details. Durch diese unterschiedlichen Blickwinkel beschreiben Ärzte Pflegende als nicht optimal organisiert und wenig strukturiert. Sie bemängeln außerdem, dass diese zu wenig auf den Punkt kommen und oftmals unnötige Details anführen. Pflegende nehmen Ärzte als eher kühl und symptomorientiert wahr. Sie bemängeln außerdem, dass viele Ärzte ihre Vorschläge und Empfehlungen nicht annehmen (Dixon et al. 2006).

Zudem kommen Unterschiede bezüglich des Status, der mit den beiden Berufen einhergeht, hinzu. Sicherlich kennen Sie folgende Beispiele: Erfahrene Pflegekräfte geraten mit jungen Assistenzärzten aneinander – es kommt zu einem Kompetenzgerangel, das letztlich vor allem der Patientengesundheit schadet. Oftmals kommt es auch vor, dass junge Pflegekräfte unsicher sind oder auch aufgrund des hierarchischen Gefälles Angst haben, falsche Angaben zu machen.

Als weiteren Aspekt, der für mangelhafte Kommunikation zwischen Pflegenden und Ärzten aufgeführt werden kann, sind unklar abgegrenzte Verantwortungsbereiche, die den Weg für Missverständnisse bereiten. So kann es auf der einen Station bestimmte Regeln geben, wo der Verantwortungsbereich jeweils beginnt und endet, auf einer anderen Station in derselben Klinik kann dies auch anders sein.

Die mangelhafte Kommunikation ist jedoch keineswegs nur auf unterschiedliche Gruppen (Arzt, Pfleger, Patient) beschränkt. So kann es durchaus passieren, dass selbst Ärzte der gleichen Fachrichtung und mit ähnlicher beruflicher Erfahrung sprichwörtlich „aneinander vorbeireden". Wie ist das möglich? Die Antwort liegt darin, dass Menschen in ihrer Wahrnehmung sehr selektiv sind, d. h., aufgrund unterschiedlicher Prägung erzeugen Menschen ihr Bild von der Welt und ihre Interpretation der Kommunikation selbst. Aus unterschiedlichen Interpretationen können im Anschluss leicht

Missverständnisse entstehen, da innerlich andere Bilder, Gefühle oder Gedanken entstehen. Entscheidend, um diesen Prozess besser zu verstehen und somit führen zu können, ist das Wissen um diese Wahrnehmungsfilter.

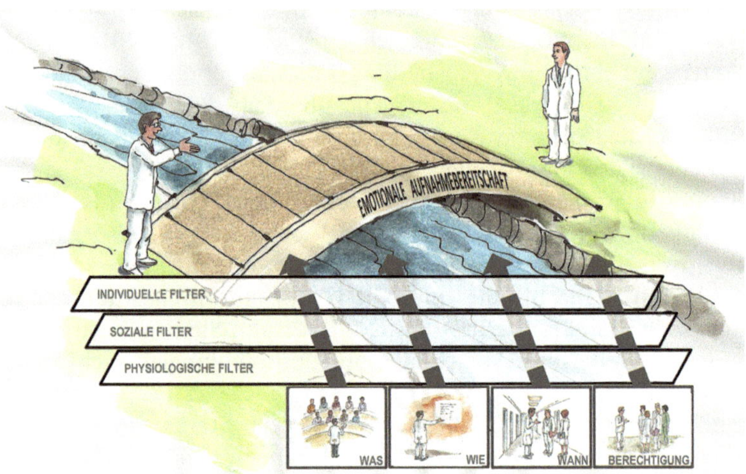

Es gibt, wie anfangs beschrieben, zwölf Filter, die in drei Arten von Wahrnehmungsfiltern unterschieden werden: Physiologische, soziale und individuelle Filter. Diese Filter bestimmen, wie Menschen ihre Realität wahrnehmen und interpretieren. Die Filter führen zu drei Gestaltungsprozessen: Tilgung, Verzerrung und Generalisierung (Charvet 2012). In der Metapher der Brücke gesprochen, stellen diese die einzelnen Bretter dar, die für eine stabile Verbindung zu Ihrem Gesprächspartner notwendig sind.

Tilgung bedeutet, dass ein Großteil der Informationen, die auf einen Menschen jeden Moment einwirken, nach Relevanz gefiltert werden. Das Gehirn versucht so, dem Überangebot an Reizen aus der Umwelt Rechnung zu tragen. Dadurch kann es unbeabsichtigter Weise passieren, dass relevante Informationen nicht wahrgenommen oder auch gar nicht erst kommuniziert werden. Missverständnisse entstehen. Beispielsweise könnte ein Arzt eine Information, die für ihn völlig logisch ist, tilgen, gleichzeitig könnte dies beim Patienten zu Sorge führen.

Verzerrung bedeutet, dass ein Mensch aufgrund seiner eigenen Prägung bestimmte Aussagen seines Gegenübers unterschiedlich bewertet. So kann aufgrund einer gemachten Erfahrung eine andere Bedeutung in eine Aussage interpretiert werden als das Gegenüber eigentlich beabsichtigte.

Generalisierung heißt, dass von wenigen gemachten Erfahrungen eine allgemein gültige Regel aufgestellt wird. So wird aus einem Pfleger, der mehrmals unpünktlich zur Besprechung erschienen ist, die Annahme „Pfleger sind nicht zuverlässig". Solche „mentalen Schubladen" sind einerseits wichtig, da sie hilfreich sind, um Muster zu bilden und somit Informationen leichter in bestehende Raster einzusortieren. Der gleiche Mechanismus kann andererseits jedoch auch dazu führen, dass Menschen Vorurteile bilden, die weder der Realität entsprechen noch hilfreich für eine wirkungsvolle Kommunikation sind.

Durch diese drei Mechanismen erschaffen Menschen sich Ihre Realität selbst. Je nachdem, welche Verzerrungen zum Tragen kommen, kann dies zu einer beeinträchtigten Aufnahmebereitschaft zwischen zwei Gesprächspartnern führen.

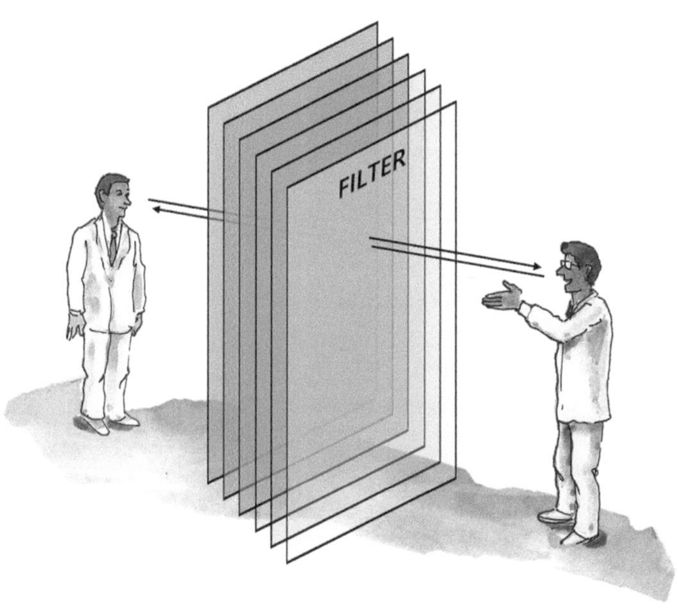

Je nach Gesprächspartner gilt es herauszufinden, welcher Wahrnehmungsfilter bei ihm dominant ausgeprägt ist, um die Brücke der Aufnahmebereitschaft zu ihm herzustellen. Ein im Klinikalltag oft entscheidender Filter ist ein physiologischer Filter, nämlich der Ressourcenzustand.

Der Ressourcenzustand eines Menschen ist abhängig davon, wie er auf seine persönlichen Ressourcen zurückgreifen kann. Eine innere Ressource kann dabei alles sein, was ihm Kraft und Energie gibt und hilfreiche neuronale Netzwerke im Gehirn aktiviert (Krause und Storch 2012; O'Connor und Seymour 2008). Dazu zählen Stärken, Fähigkeiten, Eigenschaften, aber auch Erinnerungen oder Erfolgserlebnisse. Wenn Sie nicht auf Ihre Ressourcen zurückgreifen können, sind Sie in einem sogenannten ressourcenarmen Zustand. Ähnlich wie bei einer leichten Betäubung kann es Ihnen schwerfallen, aufnahmebereit und motiviert zu bleiben. Sind Sie dagegen in einem ressourcenreichen Zustand, fühlen Sie sich wohl, kommunizieren erfolgreicher mit anderen Menschen, und es fällt Ihnen leichter, mit negativen Emotionen umzugehen.

■ Was beeinflusst Ihren Ressourcenzustand?

Neben Ihrem Verhalten und den Gedanken, die Sie sich machen, spielen Ihre Emotionen eine besondere Rolle. Diese beinhalten stets folgende drei Komponenten:

- Ausdruck (z. B. bei Ekel den Mund verziehen)
- Gefühl
- Körperliche Reaktion (Einfluss von Botenstoffen, z. B. erhöhter Puls durch Adrenalin)

Ihre Gedanken und Ihr Verhalten können demzufolge gewisse Emotion wecken, welche wiederum auf Ihren Ressourcenzustand wirken. Neben vielen weiteren Faktoren finden Sie im Folgenden typische Faktoren, die Ihren Ressourcenzustand negativ beeinflussen:

■ Stressniveau

Das Ausmaß an Stress, den ein Mensch erlebt, prägt nachhaltig seinen Ressourcenzustand. Wird der Stress als hilfreich bewertet (z. B. weil er Energie freisetzt, die es zur Zielerreichung zu nutzen gilt), kann er sich positiv auf Ihren Ressourcenzustand auswirken. Wird Stress dagegen als negativ bewertet oder übersteigt die Anforderung der Situation in besonders hohem Ausmaß unsere Problemlösungsfähigkeiten, so wirkt der Stress negativ auf Ihren Ressourcenzustand.

■ Schlafmangel

Schlafmangel ist gerade im Klinikalltag ein ständiger Begleiter. Sie fühlen sich lustloser, haben weniger Energie, und auch Ihre Motivation und Konzentration leiden darunter.

■ Unterzucker

Zu wenig Nahrung aufzunehmen oder in zu langen Abständen nichts zu essen kann sich auf Ihren Blutzucker und somit auf Ihren Ressourcenzustand negativ auswirken. Und das nicht nur, wenn Sie an Diabetes mellitus erkrankt sind. Eine gesunde und ausgewogene Ernährung, integriert mittels fester Gewohnheiten, bietet hier einen von vielen möglichen Lösungsansätzen.

■ Körperliche Fitness

Sport hat zahlreiche positive Wirkungen. So werden während des Sports Botenstoffe freigesetzt, die sich förderlich auf Ihre Stimmung auswirken können. Mangelnde körperliche Fitness kann zu schlechterem Schlaf, geringerer Konzentration und Beschwerden (z. B. Haltungsschmerzen) führen.

■ Konsequenzen Ihres Ressourcenzustands

Je nach Situation können Sie sich in unterschiedlichen Ressourcen-zuständen befinden. Nach Corssen gibt es folgende drei Zustände, in denen sich die meisten Menschen von Zeit zu Zeit wiederfinden (Corssen und Tramitz 2014).

■ R-Modus (R = Ruhe)

In diesem Modus möchten Sie eher allein sein und brauchen Ruhe. Im Extremfall kann es sein, dass Sie anderen gegenüber mit Abneigung, Skepsis und Ablehnung begegnen. Für die Kommunikation bedeutet dies: Achten Sie auf das Wann, also das Timing! Können Sie einen anderen Zeit-punkt wählen?

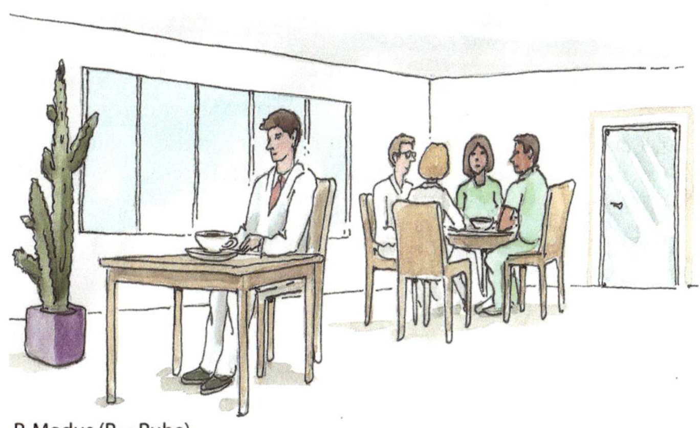

R-Modus (R = Ruhe)

■ **K-Modus (K = Konflikt)**

Im K-Modus sind Sie buchstäblich „auf Krawall gebürstet" – Ihr Puls ist erhöht, und Stresshormone durchfluten Ihren Körper. Ist dieser Modus stark ausgeprägt, sind sie kaum bereit, Kompromisse einzugehen, und scheuen auch keine Konfrontation. Oftmals wird er begleitet von Gefühlen wie Ohnmacht, Hoffnungslosigkeit und Wut. Falls Sie merken, dass Ihr Gesprächspartner auf dem Weg oder bereits im K-Modus ist, dürfen Sie sich auf keinen Fall anschließen! Erfolgreiche Kommunikation ist dann fast unmöglich.

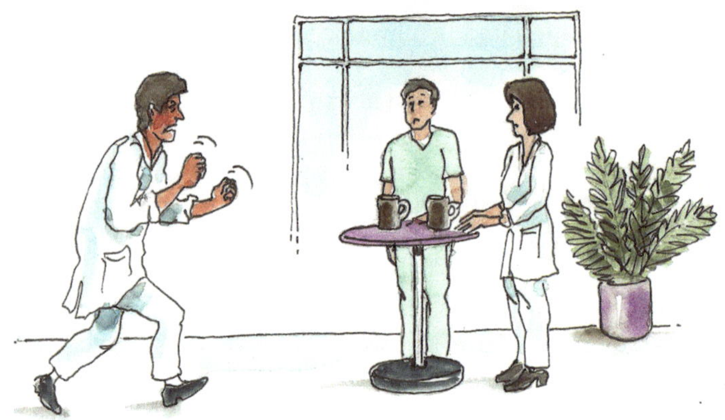

K-Modus (K = Konflikt)

■ **A-Modus (A = Aufnahmebereitschaft)**

Der A-Modus steht für Aufnahmebereitschafts-Modus. Das bedeutet, Sie sind aufnahmebereit, erleben eher positive als negative Gefühle, sind konzentriert und voll präsent. Sie sind zudem reflexionsfähig und halten andere Meinungen, Standpunkte, Sichtweisen besser aus, ohne diese gedanklich sofort zu bewerten. Für die Kommunikation ist dieser Zustand der wirkungsvollste. Ziel sollte daher sein, dass Sie sich selbst und Ihr Gegenüber immer wieder bewusst in den A-Modus führen.

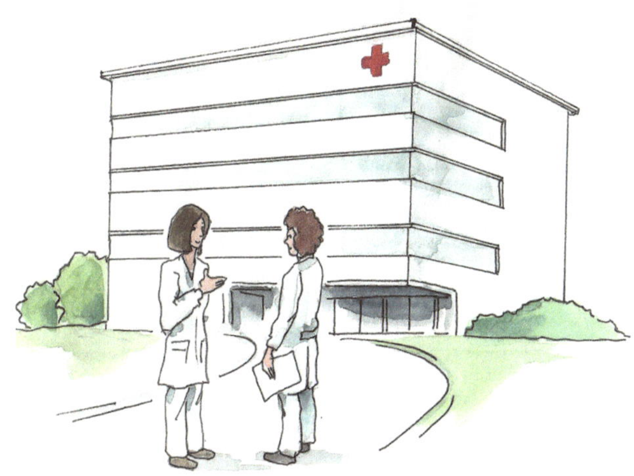

A-Modus (A = Aufnahmebereitschaft)

■ Ressourcenzustand verändern

Gewöhnlich achten die meisten Menschen nicht sehr bewusst auf ihren Ressourcenzustand. Der erste Schritt, um diesen zu verändern, ist daher, ihn sich bewusst zu machen. So können Sie sich vor wichtigen Gesprächen oder bevor Sie sich an eine schwierige Aufgabe heranwagen, fragen, in welchem Ressourcenzustand Sie aktuell sind. Falls Sie in einem positiven Zustand sind, können Sie leichter auf Ihre Stärken sowie Ihre volle Konzentration zurückgreifen. Falls Sie in einem schwachen Ressourcenzustand sind, können Sie überlegen, den Zeitpunkt für das Gespräch oder die Aufgabe anders zu wählen oder bewusst etwas zu tun, um Ihren Ressourcenzustand zu verbessern.

Strategien für einen besseren Ressourcenzustand sind unter anderem:

1. „Power Nap" gegen eventuelle Müdigkeit machen
2. Einen kurzen Spaziergang, um den Kreislauf in Bewegung zu bringen
3. Sich den Sinn bewusst machen, also wofür Sie sich konzentrieren möchten
4. Eine gängige Entspannungstechnik erlernen und anwenden
5. Angenehme Emotionen erleben, z. B. indem Sie sich überlegen, wofür Sie im letzten Monat besonders dankbar sein könnten
6. Etwas essen

7. An der eigenen Selbstführung arbeiten (z. B. bewusstere Ernährung, regelmäßiger Sport, die eigenen Werte leben etc.)

Weitere Ideen und Anregungen für Ihre Selbstführung und Selbstverantwortung finden Sie im Buch „Promovieren heißt scheitern" von Gunnar Seide und Atilla Vuran.

2.9.3 Anwendung

- Machen Sie sich bewusst, welche Wahrnehmungsfilter, also welche Brücken-Bretter bei Ihnen unbedingt verbaut sein müssen, damit Sie aufnahmebereit sind. Notieren Sie.
- Wann entziehen Sie einem Menschen unmittelbar die Berechtigung und sind nicht länger aufnahmebereit?
- Machen Sie sich vor einem Gespräch bewusst, was Ihr Gesprächspartner in den Aspekten der kommunikativen Kompetenz (Was, Wie, Wann, Berechtigung) von Ihnen braucht, um aufnahmebereit zu sein. Wie werden Sie dies berücksichtigen?
- Holen Sie sich Feedback zu Ihrem Kommunikationsstil. Fragen Sie Ihr Umfeld, wie es Sie wahrnimmt und wie Sie noch wirkungsvoller werden können.
- Denken Sie an eine Situation in der Vergangenheit, in der Sie in der Kommunikation gescheitert sind, d. h. dass die Aufnahmebereitschaft Ihres Gegenübers nicht da war bzw. verloren gegangen ist. Was würden Sie Ihrem damaligen Ich raten, was es an sich selbst verändern müsste, damit die Situation besser gelaufen wäre?

2.9.4 Das Wichtigste in Kürze

Schlechte Kommunikation führt unmittelbar zu schlechterer Patientensicherheit. Gründe dafür sind Missverständnisse sowohl zwischen Arzt, Pflegekraft und Patient als auch zwischen Ärzten derselben Fachrichtung mit ähnlicher Erfahrung.

Die Gründe dafür liegen darin, dass Menschen ihre wahrgenommene Realität selbst erzeugen, indem Sie tilgen, verzerren und generalisieren.

In welchem Maße ein Mensch tilgt, verzerrt und generalisiert, hängt davon ab, welche Ausprägung seine persönlichen Wahrnehmungsfilter in einem Kontext haben.

Das Maß, anhand dieser individuellen Ausprägung Aufnahmebereitschaft zu erzeugen, ist bedingt durch Ihre kommunikative Kompetenz. Diese umfasst vier Aspekte: Was (Inhalt), Wie (Art und Weise), Wann (Zeitpunkt) und Berechtigung (Anerkennung der Person). Je nach Wahrnehmungsfilter können diese vier Faktoren unterschiedlich wichtig sein.

Die wichtigste Gewohnheit für wirkungsvolle Kommunikation ist kontinuierliche Selbstreflexion.

2.9.5 Reflexionsfragen

- Welche Verhaltensweisen stören Sie in der Kommunikation am meisten?
- Was macht es Ihnen schwer, anderen wirklich zuzuhören?
- Was müssen Sie an sich verändern, dass Sie wirkungsvoller in der Kommunikation werden?
- Wie kann Ihr Umfeld Sie dabei unterstützen, noch besser zu kommunizieren?
- Wann machen Sie innerlich zu und sind nicht länger aufnahmebereit?
- Wie könnte für Sie ein „Reset-Knopf" aussehen, mit dem Sie zuverlässig positive Emotionen erleben können?
- Wie könnten Sie sich regelmäßig in kleinem Maße etwas Gutes tun?

2.9.6 Vertiefende Literatur

Jens C, Christiane T (2014) Ich und die anderen: Als Selbst-Entwicklung zu gelingenden Beziehungen. Knaur HC Verlag, München
Koch T, Heller A, Schewe J (2019) Medizinische Einsatzteams – Prävention und optimierte Versorgung innerklinischer Notfälle, Scoringsysteme, Fallbeispiele. Springer, Berlin
Vuran A, Harbers N (2017) Kommunizieren heißt scheitern – Emotionale Aufnahmebereitschaft und Berechtigung. Jünger Medien Verlag, Offenbach

2.10   Umgang mit dem Scheitern

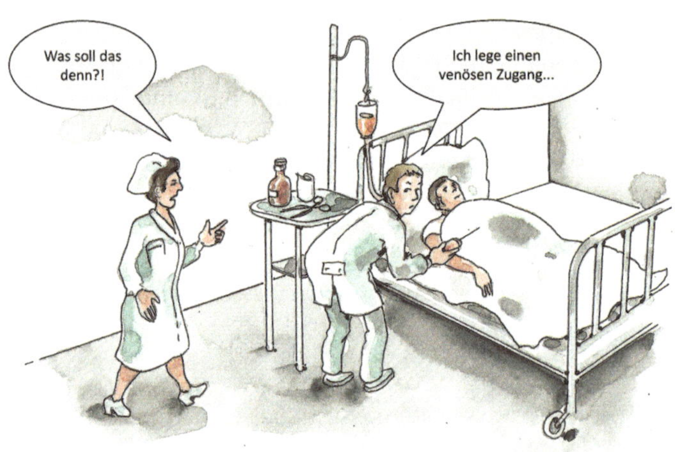

2.10.1   Ich habe wohl doch nichts drauf!

Dr. Wegmeier, der etwas rundliche und pummelig wirkende Stationsarzt, kam gerade zur Türe des Ärztezimmers herein, als sich Markus Biewald seinen weißen Kittel angezogen hatte. Dr. Wegmeier blieb kurz stehen und musterte Markus Biewald von oben bis unten.

„Whhaauu, der sieht ja aus, wie in einem Persil-Werbespot!", meinte Dr. Wegmeier weiter. „Ja, so habe ich auch einmal ausgesehen. Aber lang, lang ist es her."

Das war wohl ein kleiner Wink mit dem Zaunpfahl und sicher auch nur positiv gemeint. Während Markus Biewalds Kittel in der Tat den Anschein erweckte, als hätte ihn der junge Mann soeben frisch aus dem Karton geholt, sah der des Stationsarztes aus, als hätte er die letzte Nacht mit ihm geschlafen.

„Na, haben Sie sich schon einigermaßen bei uns eingelebt?", fragte der Stationsarzt weiter, während er sich aus der großen Kaffeekanne eine Tasse voll einschenkte.

„Jaaaa …, schon ein wenig", meinte Markus Biewald zögernd. Dr. Wegmeier nahm einen Schluck Kaffee und lehnte sich mit dem Rücken gegen den kleinen Schrank, auf dem die Kaffeemaschine stand.

„Das wird schon!", meinte Dr. Wegmeier, „Sie sind doch erst den zweiten Tag bei uns."

Der Stationsarzt hatte natürlich recht. Markus Biewald war wirklich erst den zweiten Tag hier am Marien-Krankenhaus, an dem er seine Famulatur absolvierte. Für ihn ein Glückstreffer, denn die Klinik hier gehörte zu Markus' Wunschkandidaten. Hierher hatte er es nicht weit und konnte ganz bequem mit der S-Bahn fahren. Außerdem kam das Marien-Krankenhaus Markus' Interessen sehr weit entgegen. Hier konnte er die ärztliche Patienten-Versorgung in einer Allgemein-Klinik perfekt lernen. Markus hatte sich sehr gründlich vorbereitet. Er informierte sich im Vorfeld umfangreich über alles und versuchte, ja nichts dem Zufall zu überlassen. Einige seiner Mit-Studierenden meinten gar, dass er sich zu sehr ‚stressen' würde. „Deine Famulatur gehst du am besten so relaxed wie möglich an", riet ihm ein Doktorand an seiner Uni und meinte, Markus solle alles mehr oder weniger erst einmal auf sich zukommen lassen. Ziemlich oft hatte er Ratschläge dieser Art gehört. Sogar von einem seiner Professoren, zu dem Markus in den letzten beiden Jahren ein sehr gutes Verhältnis aufgebaut hatte. Aber Markus Biewald wäre nicht Markus Biewald, hätte er sich solche Tipps wirklich zu Herzen genommen. Markus versuchte immer, durch möglichst gute Leistungen zu glänzen. Zufälle mochte er gar nicht. Auf alle Prüfungen hatte er sich während der Vorklinik akribisch vorbereitet. Je schwieriger und gewichtiger die Prüfung, desto mehr lernte Markus. Immer getrieben von einer latenten Angst, es nicht zu bringen oder die Erwartungen nicht zu erfüllen, die man an ihn stellte. Dabei waren es weniger die Lehrkräfte oder Eltern, die von Markus Top-Leistungen forderten. Er selbst schraubte die Erwartungen sehr hoch und forderte immer mehr von sich.

„Ja natürlich, das ist mir klar", antwortete Markus und schaute den Stationsarzt an. Der lächelte amüsiert.

„Mit den Aufnahmen gestern sind Sie ja sehr gut klargekommen, wie ich gehört habe."

„Stimmt!", meinte Markus. „Die ersten beiden haben mir zwar ein paar Probleme bereitet, aber dann ging es. Da fällt mir gerade was ein. Weil Sie Kaffee trinken."

„Was ist mit dem Kaffee?"

„Nichts! Ich würde nur gerne wissen, wie das hier bei Ihnen so abläuft mit dem Kaffee."

„Bitte?", fragte Dr. Wegmeier „was meinen Sie mit Ablaufen?"

„Na wie Sie das hier handhaben? Gibt es eine Kaffeekasse, in die jeder was einwirft, wenn er sich eine Tasse nimmt, oder …"

„Ach das meinen Sie", antwortete Dr. Wegmeier amüsiert. „Nein, wir machen das ganz easy. Jeder bringt hier und da mal eine Packung Kaffee."

Markus Biewald überließ nichts dem Zufall. Er wollte nicht nur nichts falsch, sondern alles so perfekt wie nur möglich machen. So wollte er auch in Sachen Kaffee auf keinen Fall in ein Fettnäpfchen tappen.

„Sie gehen am besten gleich mit mir. Ich werde Herrn Maier auf Zimmer 11 untersuchen und anschließend Herrn Wendler auf der 15", sagte Dr. Wegmeier.

„Selbstverständlich, Herr Dr. Wegmeier", meinte Markus höchst erfreut. Er durfte endlich mit zu den Patienten. Seinen ersten Tag hatte Markus fast ausschließlich im Büro verbracht und die Aufnahmen neuer Patienten erledigt. Wie die meisten Famulanten wurde auch Markus mit dieser ‚vertrauensvollen' Aufgabe betraut, die sonst keiner gerne machen wollte. Doch auch das empfand Markus als sehr lehrreich. War es doch für ihn eine gute Gelegenheit, das Erlernte aus dem Untersuchungskurs in der Praxis anzuwenden. Das war natürlich nicht das Einzige, was Markus bei der Aufnahme zu erledigen hatte. Der dazugehörige Stapel Papier musst genauso erledigt werden wie das Einpflegen der jeweiligen Patientendaten in das EDV-System. Zu Beginn war Markus ziemlich nervös. Er wollte ja wieder alles richtig machen und gab sich Mühe. Zum Glück stand ihm die junge Assistenzärztin Dr. Simone Rahm zur Seite. Sie erklärte Markus, welche Formulare er selbst unterschreiben durfte und welche in die Unterschriftsmappe für die verantwortlichen Ärzte gehörten. Dass die Bewältigung von Papier- und Verwaltungskram einen nicht unerheblichen Teil der ärztlichen Tätigkeit in Anspruch nehmen, war eine der Erkenntnisse des ersten Famulatur-Tages.

„Ich habe noch eine Frage, Herr Dr. Wegmeier", meinte Markus, als er dem Stationsarzt raus auf die Station folgte.

„Fragen Sie!", antwortete Wegmeier.

„Wer ist denn eigentlich ‚unser General'?"

Dr. Wegmeier begann zu lachen, während die beiden den breiten Stationsgang entlanggingen. „Das ist unser Oberarzt, Dr. Wolf Schneider!"

„Und warum nennen die Pflegekräfte ihn dann General?"

„Haben Sie ihn noch nicht kennengelernt?", fragte Wegmeier und blieb vor der Tür von Zimmer 11 stehen.

„Nein!", antwortete Markus. „Ich war doch gestern den ganzen Tag mit den Aufnahmen beschäftigt."

„Na vielleicht haben Sie heute die Ehre. Schneider ist die rechte Hand vom Alten und wird mit an Sicherheit grenzender Wahrscheinlichkeit der neue Chefarzt hier", erklärte Dr. Wegmeier mit einem gehörigen Respekt in der Stimme. „Wenn ihn nicht eine andere Klinik abwirbt. Schneider ist ein Spitzen-Arzt, absolut fähig, äußerst korrekt und … sehr, sehr streng. Deswegen nennen sie ihn hinter vorgehaltener Hand ‚General'. Aber Sie werden selbst sehen! Kommen Sie, gehen wir hinein!"

Dr. Wegmeier untersuchte die beiden Patienten. Einer davon klagte über Schmerzen in der Magengegend, und der andere, auf Zimmer 15, war Asthmatiker. Der hatte am Wochenende vorher einen äußerst schlimmen Asthmaanfall. Dr. Wegmeier erklärte seine Untersuchungen und ließ Markus auch selbst an die beiden Patienten. Der gab sich größte Mühe, alles richtig zu machen, und schaute interessiert zu, was der erfahrene Mediziner so alles machte. Für Markus war das die erste Gelegenheit, direkt am Menschen seine im Studium erworbenen Kenntnisse in der Praxis auszuprobieren. Und wie jeder andere Famulant stellte Markus schnell fest, dass es doch zwischen Theorie und Praxis einen himmelweiten Unterschied gab. Den Rest des Vormittags brachte sich Markus ein, wo er nur konnte. Dr. Wegmeier übertrug ihm ein paar Aufgaben, z. B. das Blutdruckmessen. Eigentlich eine Aufgabe für die Schwestern und Pfleger, aber der Stationsarzt wusste, dass es für die Famulanten äußerst wichtig war, auf diese Weise Erfahrungen zu sammeln. Nachdem Markus den Blutdruck gemessen und alles notiert hatte, brachte er die Ergebnisse zusammen mit den Kurven zurück ins Schwesternzimmer. Wie es ihm Dr. Wegmeier aufgetragen hatte. Der kontrollierte alles noch einmal und lobte Markus. Das ging runter wie Öl.

„Guten Morgen!", sagte eine klare, etwas laute Stimme. „Wo ist Dr. Wegmeier?"

Markus Biewald, der am Schreibtisch im Ärztezimmer saß, drehte sich um und … riss die Augen auf. Da stand ein groß gewachsener, schlanker, drahtiger Mann in der Tür. Dessen weißer Kittel war frisch gewaschen und ganz glatt. Seine weiße Hose hatte akkurate Bügelfalten. Das kurze, graue und sauber gescheitelte Haar unterstrich sein markantes Gesicht. Eine beeindruckende Erscheinung. Da ist er, schoss es Markus in den Kopf. In der Tat, er war es. Oberarzt Dr. Wolf Schneider höchstpersönlich. Jetzt wusste Markus auch, woher dieser respekteinflößende Mann seinen Spitznamen her hatte.

„Ich glaube, der ist auf Zimmer 18", erwiderte Markus ehrfürchtig und stand von seinem Stuhl auf. „Darf ich mich vorstellen? Mein Name ist Markus Biewald, und ich bin …"

„Der neue Famulant, richtig?", erwiderte der markante Dr. Schneider. Ja, er wirkte in der Tat so, wie ihn Wegmeier beschrieben hatte. Aber er war auch sehr freundlich, begrüßte Markus mit Handschlag und erkundigte sich nach seinem Befinden an diesem dritten Tag an der Klinik. Zu Markus' großer Überraschung nahm Dr. Schneider ihn mit zu einem Privatpatienten. Der Oberarzt untersuchte den Patienten und führte ein Gespräch mit ihm. Dabei band er Markus, der alles aufmerksam verfolgte, mit ein.

„Legen Sie doch bei dem Patienten einen venösen Zugang und überwachen Sie die Vitalparameter, o. k.?", meinte der Oberarzt zu Markus.

Euphorisch ging Markus an die Arbeit und bereitete die nötigen Utensilien vor. Fein säuberlich legte er Stauschlauch, Desinfektionsmittel, Tupfer und Handschuhe, die Verweilkanüle, ein Kanülenpflaster und einen Abwurfbehälter auf einem kleinen fahrbaren Tisch zurecht. Markus war nervös. Sicher, er hatte das unzählige Male an einem Dummy geübt. Aber dieser rechte Arm gehörte zu einem lebendigen Menschen. Nachdem Markus die Untersuchungshandschuhe angezogen hatte, wollte er gerade den Stauschlauch am Arm des Patienten anlegen.

„Was soll das denn?", rief eine schrille weibliche Stimme. Markus fuhr herum. In all der Aufregung hatte er nicht bemerkt, dass Schwester Inge ins Zimmer kam.

„Ich lege einen venösen Zugang!"

„Sie haben sie wohl nicht mehr alle!", motzte Schwester Inge. Die schon etwas betagte, rundliche Schwester mit kurzem, grauem Haar und einem viereckigen Gesicht, schaute finster drein. „Das ist nicht Aufgabe eines Famulanten! Das machen wir!"

„Ja, aber Dr. Schneider hat es mir …"

„Dr. Schneider!", motzte die griesgrämige Schwester weiter und stieß Markus mit der Hand an die Schulter. „Machen Sie mal Platz!", befahl Schwester Inge, beugte sich über den Patienten und nahm dessen Arm. Sie zog leicht an dem Stauschlauch. „Der ist ja viel zu locker", motzte Schwester Inge, „da sieht man ja gar keine Venen. Herrgott, diese Famulanten!"

Markus war in diesem Moment total verunsichert und stellte sich – wie ein begossener Pudel – in die Ecke des Patientenzimmers. Er beobachtete, wie die Schwester den Stauschlauch fester zog und den Patienten animierte, eine Faust zu machen.

„Machen Sie sich lieber nützlich, anstatt mir hier seelenruhig zuzuschauen!", meinte die Schwester und schaute Markus abfällig an. „Die Aufnahmen machen sich nicht von alleine!"

„Ja Schwester!", antwortete Markus und verließ mit gesenktem Haupt das Zimmer. Bevor er die Türe hinter sich schloss, hörte er noch, wie Schwester Inge zu dem Patienten sagte: „Dieser junge Schnösel hätte Ihnen jetzt einen schönen dicken Bluterguss gestochen!"

„Zum Glück sind Sie ja noch rechtzeitig gekommen, Schwester", antwortete der Patient.

Markus empfand das als Tiefschlag. Seine Moral war dahin. Er verkroch sich im Ärztezimmer und erledigte den ganzen Schreibtischkram. So wie es ihm die Schwester ‚aufgetragen' hatte.

„Und, alles klar?", fragte Dr. Simone Rahm. Die junge Assistenzärztin kam ins Zimmer und wollte eine Patientenakte holen.

„Ne!", antwortete Markus zerknirscht.

„Was ist denn los?", wollte Dr. Rahm wissen.

„Ich glaube, ich hab das alles doch nicht so drauf!"

2.10.2 Theorie

Scheitern bedeutet laut Duden, ein angestrebtes Ziel nicht zu erreichen, keinen Erfolg zu haben und ein Misslingen oder einen Fehlschlag zu erleiden. Dies hat den Anschein, dass es sich beim Scheitern um etwas Absolutes handelt. Entweder man hat Erfolg oder Misserfolg – dazwischen ist nicht viel Platz. Wenn wir von Scheitern sprechen, meinen wir jedoch nicht das absolute Scheitern – Sie versuchen etwas, und es klappt nicht –, sondern vielmehr das Scheitern auf der emotionalen Ebene in Selbstführung und Kommunikation, was uns oft gar nicht bewusst ist. Sie sprechen mit einem Patienten, und ohne dass es Ihnen auffällt, sagen Sie einen falschen Satz, lösen negative somatische Marker aus, woraufhin dieser innerlich nicht länger aufnahmebereit ist. Jemand anders sagt etwas zu Ihnen, und sie fangen an, sich zu rechtfertigen, da sie sich selbst inkompetent fühlen und ablehnen. Sie werden mit einem Problem konfrontiert und fokussieren sich sofort auf Ihre Schwächen, obwohl es wirksamer wäre, über Ihre Stärken nachzudenken. Sie sitzen in einem Seminar oder in einer Besprechung und schweifen ab, Sie führen ein Seminar oder eine Besprechung, und ein Teilnehmer schweift ab. Ein Kommilitone erzielt ein herausragendes Ergebnis – Sie werten es ab oder relativieren seinen Erfolg. Wenn wir so auf das Scheitern schauen, ist es nahezu unmöglich, nicht zu scheitern. Ganz im Gegenteil: Ständiges Scheitern ist grundlegender Bestandteil der menschlichen Erfahrung. Wie kommt es nun, dass Scheitern dann oftmals so negativ behaftet ist? Und wie können Sie nun dennoch dafür sorgen, dass Sie weniger Scheitern und dass Sie, wenn Sie es doch tun, wirkungsvoll damit umgehen? Oder gar eine positive Haltung zum Scheitern an sich entwickeln? Um diese und weitere Fragen soll sich das folgende Kapitel drehen. Um potentiellen Missverständnissen vorzubeugen, möchten wir an dieser Stelle noch einmal betonen: Es geht uns nicht darum, Sie als Leser zu ermutigen, heillos Fehler zu machen, ebenso wenig darum, Ihre hohen Ansprüche aufzugeben. Vielmehr möchten wir differenziert auf das Thema blicken und unter dem übergeordneten Ziel der persönlichen Weiterentwicklung verschiedene Aspekte des Scheiterns beleuchten.

Um noch besser zu verstehen, wie Scheitern sich auf Ihre persönliche Entwicklung auswirken kann, ist es zunächst wichtig, die zugrunde liegenden Geisteshaltungen zum Selbstbild zu kennen. So wird in der Psychologie nach Dweck zwischen dem sogenannten statischen (Fixed Mindset) und dem dynamischen (Growth Mindset) Selbstbild unterschieden (Dweck 2011; Blickhan, Positive Psychologie – Ein Handbuch für die Praxis, 2015).

- **Statisches Selbstbild**

Das statische Selbstbild ist durch die Annahme geprägt, dass Talente, Verhaltensweisen und Eigenschaften eher genetisch veranlagt und gegeben als nachträglich entwickelt sind. Daraus folgt, dass diese Attribute auch nicht veränderbar sind. Erfolg ist dadurch gekennzeichnet, dass bestimmte Ziele erreicht und Ergebnisse erzielt werden. Herausforderungen abseits der gesetzten Ziele werden eher gemieden. Gemachte Fehler sind hier Belege für mangelnde Kompetenz. Ein Mensch mit der Haltung eines eher statischen Selbstbildes reagiert auf Scheitern mit Frust, Ärger und sinkendem Engagement. Dies wird auch in der Geschichte deutlich: Markus nimmt das negative Feedback von Schwester Inge als Kritik auf und reagiert mit Frust über die eigene Inkompetenz. Vor allem Menschen, die alles richtig und bloß keine Fehler machen wollen, weisen oftmals ein statisches Selbstbild auf. In Versuchen mit Schülern zeigte sich außerdem, dass sie länger an nicht erfolgreichen Lösungsstrategien festhalten, bevor sie aufgeben. Hier zeigt sich auch der Zusammenhang mit dem persönlichen Selbstwert: Ein Mensch mit eher statischem Selbstbild macht seinen Wert davon abhängig, ob er Erfolg oder Misserfolg hat, das bedeutet, dass sein Selbstwert instabil ist. In der Folge wird zur Kompensation oftmals nach einem Schuldigen gesucht.

- **Dynamisches Selbstbild**

Das dynamische Selbstbild geht davon aus, dass Verhaltensweisen und Eigenschaften veränderbar, d. h. formbar sind. Es macht daher Sinn, Zeit und Energie in die persönliche Weiterentwicklung dieser Attribute zu investieren. Erfolg wird hier eher als Lernfortschritt für ein besseres Problemlösungsverständnis verstanden. Ein dynamisches Selbstbild sucht sich außerdem eher zusätzliche Herausforderungen. Fehler werden als Entwicklungschancen gesehen und aktivieren eher Kreativität und Lösungssuche. So hätte Markus die kritische Rückmeldung von Schwester Inge als nötiges Feedback für den eigenen Lernprozess sehen können. Dadurch hätte er sich kürzer und wohl auch weniger schlecht gefühlt und sich darauf fokussiert, es beim nächsten Mal besser zu machen. Die Ergebnisse aus dieser Haltung sind oft ein erhöhtes Engagement sowie eine größere Leistungsbereitschaft. Da der Selbstwert bei einem Menschen mit dynamischen Selbstbild nicht von Erfolg oder Misserfolg abhängt, bleibt er stabil. Somit verwendet derjenige keine Energie darauf, mangelnden Selbstwert zu kompensieren. In der Folge sucht er eher nach Lösungen sowie Unterstützung durch andere.

Welche Haltung ein Mensch einnimmt, kann je nach Kontext und Thema variieren. Es handelt sich bei dem Modell nicht um persönliche Eigenschaften, die sich trennscharf voneinander unterscheiden. Vielmehr ergeben Sie sich als manifestierte Denkgewohnheit von Überzeugungen. Diese Überzeugungen können sowohl aus der eigenen Familie als auch aus der eigenen Sozialisation entstehen. Es lohnt sich daher, sich seine eigene Prägung diesbezüglich bewusst zu machen und ggf. anzupassen. Stellen Sie sich die beiden Haltungen wie zwei Mäntel vor: Der eine Mantel hängt vielleicht noch wenig getragen im Schrank, den anderen tragen Sie bereits täglich. Vielleicht wird Ihnen durch diese Lektüre bewusst, dass Sie das wenig getragene Kleidungsstück öfter anprobieren möchten. Sie gehen morgens zum Schrank, ziehen den neuen Mantel an und gehen zur Arbeit. Vielleicht fühlt er sich anfangs ungewohnt oder neu an. Vielleicht wirken Sie auch auf Ihr Umfeld anders. Manchen wird der neue Mantel vielleicht gefallen, anderen vielleicht nicht. Wieder andere werden es kaum bemerken. Entscheidend ist jedoch, dass Sie jederzeit in der Lage sind, Ihre geistige Haltung und damit ihre Einstellung zum Scheitern und Ihrer persönlichen Weiterentwicklung bewusst zu wählen.

■ **Selbstbild und persönliche Stärken**

Gewöhnlich entwickeln Menschen, die in Mitteleuropa sozialisiert sind, ein statisches Selbstbild bezüglich ihrer Stärken und ein dynamisches Selbstbild bezüglich ihrer Schwächen. An den eigenen Schwächen zu arbeiten scheint nur allzu logisch und selbstverständlich – dagegen führt dies langfristig geradezu in die Mittelmäßigkeit. Stärken scheinen aus dieser Perspektive gegeben – man hat sie oder eben nicht. Entwickeln Sie bewusst ein dynamisches Selbstbild um Ihre Stärken und Schwächen! Prüfen Sie, wie im Kapitel zu Stärken beschrieben, sorgfältig, welche Ihrer Schwächen wirklich relevant ist, und widmen Sie die meiste Zeit der konsequenten Entwicklung Ihrer persönlichen Stärken.

Ergänzend zum Selbstbild unterscheidet Dweck zwei Arten von Zielen: Leistungsziele vs. Entwicklungsziele (Dweck 2011).

Leistungsziele sind dadurch gekennzeichnet, dass eine äußere (gute Noten, Anerkennung durch andere, Vermeidung schlechter Noten oder eines finanziellen Verlusts etc.) oder innere (sich gut fühlen, den eigenen Selbstwert erhöhen etc.) Belohnung gesucht oder Bestrafung vermieden werden soll. Die zugrunde liegende Haltung beruht auf Leistung und Anerkennung. Da der eigene Wert stark vom Erreichen der Ziele abhängt, kann es sowohl bei erreichten als auch bei nicht erreichten Zielen zu Angst bzw. Unsicherheit kommen. In einem Fall entstehen negative Gefühle, da die gesteckten Ziele nicht erreicht wurden, im anderen Szenario wird abgewogen, wie der Erfolg weiterhin sichergestellt werden kann.

Entwicklungsziele kennzeichnen sich dagegen vor allem dadurch, dass intrinsische Motive befriedigt werden. Im Vordergrund steht weniger das Erreichen konkreter Ziele, vielmehr die persönliche Weiterentwicklung und das persönliche Lernen. Die zugrunde liegende Haltung ist gekennzeichnet von Freude am Tun, Interesse und Wachstum. Somit werden Fehler eher als fester Teil des Prozesses betrachtet, die notwendig sind, um die eigene Kompetenz zu erweitern. Das Ergebnis dieser Haltung zu Zielen sind höheres Engagement, Kreativität und weniger Stress.

- **Sinn im Scheitern sehen**

Eine weitere Möglichkeit, wirkungsvoll mit dem Scheitern umzugehen, kann die Fähigkeit zur bewussten Interpretation von Sinn sein. Die Idee dazu stammt von Viktor Frankl, dem Begründer der Logotherapie (Logos = Sinn). Laut Frankl drückt sich der freie Wille eines Menschen dadurch aus, dass er zu jedem Zeitpunkt entscheiden kann, welche innere Haltung und Einstellung er einnimmt (Frankl 2012). Sinn verleihen wir laut der Theorie vor allem dann, wenn wir einen Bezug zu unseren persönlichen Werten herstellen können. Entgegen der Annahme, dass es vor allem von Umständen und Tätigkeiten abhängt, wie unsere Einstellung ist, zeigt sich in verschiedenen Untersuchungen deutlich, dass bei ähnlichen Rahmenbedingungen wie Bildung, Gehalt und Tätigkeit die individuelle Haltung und damit das persönliche Erleben weit auseinander driften können. Diese Fähigkeit zur Uminterpretation ist wie jede andere geistige Gewohnheit erlern- und ausbaubar. Indem Sie Ereignissen bewusst einen anderen Rahmen geben, erleben Sie sich zudem als wirksam und handlungsfähig, selbst wenn Sie an der eigentlichen Situation nichts mehr verändern können. Dies hat Einfluss auf Ihr Selbstvertrauen und auf Ihre Fähigkeit, kreative Lösungen zu finden.

2.10.3 **Anwendung**

Daniela Blickhan beschreibt zur Reflexion des eigenen Selbstbilds die folgende Übung zur Reflexion der eigenen Haltung (Blickhan, Positive Psychologie: Ein Handbuch für die Praxis, 2015):

- **Variante 1**

Machen Sie sich einen vergangenen Misserfolg bewusst, bei dem Sie eher die Haltung eines statischen Selbstbildes hatten. Geben Sie der Situation, in der Sie diesen Misserfolg erlebt haben, eine persönliche Überschrift.

Überlegen Sie nun anhand der vergangenen Situation: Was würde sich verändern, wenn Sie die Haltung des dynamischen Selbstbildes einnehmen würden? Welche neuen Optionen würden sich ergeben? Was könnte dies für Ihre Wahrnehmung dieser Situation bedeuten? Welche alternativen Handlungsmöglichkeiten ergeben sich dadurch?

- **Variante 2**

Machen Sie sich nun einen früheren Erfolg bewusst, in dem Sie die Haltung des dynamischen Selbstbildes hatten. Finden Sie wie bei Variante 1 eine eigene Überschrift für die Situation.

Wofür war es hilfreich, zum damaligen Zeitpunkt diese Haltung einzunehmen? Welche Vorteile ergeben sich aus heutiger Sicht dafür? Welche Optionen und Wahlmöglichkeiten traten dadurch zutage? Machen Sie sich die Vorteile des dynamischen Selbstbildes für Ihren persönlichen Umgang mit dem Scheitern bewusst.

Wie gehen Sie mit sich um, wenn Sie einen Fehler machen? Notieren Sie Ihre „inneren Dialoge".

Wählen Sie ein Problem, mit dem Sie momentan konfrontiert sind. Notieren Sie nun 2 min lang, warum das Problem hinderlich ist bzw. was an dem Problem schlecht ist. Wie geht es Ihnen nun? Welche Haltung gegenüber der Situation haben Sie jetzt?

Notieren Sie nun 2 min lang, was gut an dem Problem ist bzw. wofür es hilfreich sein könnte. Was verändert sich dadurch an Ihrer Haltung zur Situation? Welche potentiellen neuen Möglichkeiten zum Umgang mit der Situation sind Ihnen vielleicht eingefallen? Notieren Sie Ihre Erkenntnisse.

2.10.4 **Das Wichtigste in Kürze**

Scheitern muss nicht absolut gesehen werden („Ich habe etwas getan, und es hat nicht geklappt").

Mit Scheitern ist auch das Scheitern auf der emotionalen Ebene – in der Selbstführung und Kommunikation – gemeint. Dies geschieht meist unbewusst.

Indem wir unser Bewusstsein zum Scheitern erhöhen, fällt uns nicht nur auf, wie oft wir im Kleinen eigentlich scheitern, sondern es ergeben sich zahlreiche Möglichkeiten zur eigenen Weiterentwicklung, die uns vorher nicht bewusst waren. Um dies auszuhalten, ist es essentiell, als Person zu reifen und emotional stark zu werden.

Emotionales Scheitern ist vor allem dann problematisch, wenn wir so damit umgehen, dass wir unseren Selbstwert beschädigen.

Scheitern ist eine wichtige Grundlage für die eigene Weiterentwicklung. Entscheidend ist, dass Sie am Scheitern nicht scheitern.

Die Fähigkeit, Ereignisse so umzuinterpretieren, dass wir mehr Sinn oder Nutzen erkennen, ist eine erlernbare Fähigkeit. Trainieren Sie ihre Wahrnehmung, um immer mehr positive oder nützliche Aspekte an einem schlechten Ereignis zu erkennen, und vermeiden Sie Schwarz-weiß-Denken.

Die eigene Haltung zu einer schwierigen Situation bewusst zu wählen ist hilfreich, um besser mit Herausforderungen umgehen zu können und Lösungen zu finden.

2.10.5 Reflexionsfragen

- Wie war Scheitern in Ihrer Familie belegt?
- Wurde eher Hoffnung auf Erfolg oder Angst vor Misserfolg propagiert?
- Wie hat Ihr Umfeld reagiert, wenn Sie einen Fehler gemacht haben?
- Haben Sie ein Vorbild für einen wirkungsvollen Umgang mit dem Scheitern?
- Was müssen Sie an sich verändern, um Probleme künftig eher als Chancen denn als Hindernisse wahrzunehmen?
- Was tun Sie, wenn Sie keine Anerkennung bekommen?
- Wie können Sie, wenn Sie einen Fehler machen, trotzdem gut mit sich selbst umgehen?

2.10.6 Vertiefende Literatur

Blickhan D (2015) Positive Psychologie: Ein Handbuch für die Praxis. Junfermann, Paderborn

Vuran A, Jockenhövel S (2016) Arzt sein heisst scheitern – Führen im Gesundheitswesen: Klar, einfach, effizient. Jünger Medien Verlag, Offenbach

Vuran A, Harbers N (2017) Kommunizieren heißt scheitern – Emotionale Aufnahmebereitschaft und Berechtigung. Jünger Medien Verlag, Offenbach

Vuran A, Weilandt M (im Druck) Erfahren, was verbindet – Warum und Wofür

2.11 Entscheidungen treffen

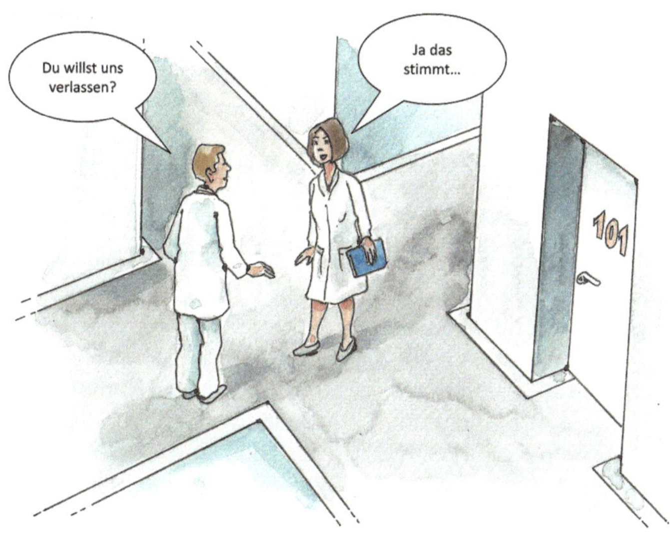

2.11.1 Nur den Fakten oder der inneren Stimme folgen?

„Quatsch!", meinte Dr. Bernd Kienlein und hätte sich vor Schreck über diese Nachricht beinahe an seinem Kaffee verschluckt. Ungläubig schüttelte der groß gewachsene, schlanke Oberarzt den Kopf.

„Glauben Sie es mir, Herr Kollege!", erwiderte Dr. Walter Kreuzer. Auch er gehörte zur Kategorie ‚großer, schlanker Mann'. Aber er wirkte bei weitem nicht so sportlich, wie der Oberarzt. Dr. Kreuzer war einer der Chirurgen hier am Herzzentrum des Universitäts-Klinikums. „Carstens wird Radiologie als Fachrichtung nehmen und uns wieder verlassen."

„Das ist alles andere als eine gute Nachricht, lieber Herr Kollege Kreuzer. Wenn das der Chef erfährt, ist er wohl nicht wirklich begeistert. Carstens ist seiner Meinung in der Kardiologie perfekt aufgehoben. Er bezeichnet sie sogar als Rohdiamanten, den wir hier zurechtschleifen sollen." Der Oberarzt nahm noch einen Schluck aus seiner Tasse, die er damit leerte. Zusammen mit Dr. Kreuzer hatte er sich eine kleine Pause gegönnt und einen Kaffee getrunken. Die beiden hatten eine schwierige Herzklappen-OP hinter sich, die sich bis in den Nachmittag hineingezogen hatte. Dr. Kienlein spülte seine Tasse aus und stellte sie zurück in den Schrank. Dr. Kreuzer tat dasselbe.

„Ich werde mal rüber in die Intensiv gehen und nach Frau Weigel sehen", sagte Dr. Kreuzer.

„Hat sie sich stabilisiert?", wollte der Oberarzt wissen.

„Ja, sie hat sich über Nacht wirklich gut entwickelt und ist jetzt sehr stabil."

„Sehr gut!"

„Johanna Carstens hatte Dienst und die alte Dame betreut", fügte Dr. Kreuzer hinzu.

„Na, dann war sie wirklich in guten Händen", meinte der Oberarzt, lächelte und schüttelte verständnislos den Kopf. „Es wäre wirklich sehr schade, wenn Frau Carstens uns verlässt und in die Radiologie geht. Wir würden eine unserer besten jungen Ärztinnen verlieren, und sie wird sich als Radiologin für den Rest ihrer Karriere zu Tode langweilen."

„Da gebe ich Ihnen vollkommen recht!", meinte Dr. Kreuzer. „Ich kann mir so einen engagierten Typen wie Johanna gar nicht so vorstellen, den ganzen Tag am Schreibtisch sitzend, Röntgenbilder anschauen und MRT-Berichte diktieren … Ne, nicht die Johanna Carstens!"

„Vielleicht können Sie sie ja noch umstimmen", sagte Dr. Kienlein. „Carstens ist ja auf Ihrer Station, nicht wahr?"

Die Intensivstation lag in einem anderen Gebäude der Uni-Klinik. Von der Kardiologie bis dorthin waren es gut zehn Minuten. Der Weg dorthin führte entweder unterirdisch durch die Katakomben des Krankenhaus-Komplexes oder über den Innenhof des Klinikums. Das dauerte aber genauso lang. Der Weg über den Hof, also raus ins Freie, wurde stets gerne von den Rauchern genutzt. Zu denen gehörte Dr. Kreuzer normalerweise auch. Aber draußen war es kalt, und es regnete leicht. Also wählte er den unterirdischen Weg. Die Gänge waren dank der modernen Warmlicht-LED-Leuchten freundlich und angenehm hell und vermittelten fast einen Hauch von Gemütlichkeit. Nur der Duft war nicht ganz so angenehm. Es roch nach einem Gemisch aus Desinfektionsmittel und Duftbaum, der für eine leichte Zitronennote sorgte. Während Dr. Kreuzer den Gang entlangging, dachte er über diese Neuigkeit nach. Der Oberarzt hatte recht: Johanna Carstens war wirklich eine talentierte junge Ärztin.

Aber nicht nur das machte sie sympathisch. Bei Dr. Kreuzer hatte sie auch deswegen einen Stein im Brett, weil Carstens eine gute und leidenschaftliche Schachspielerin war. Unmittelbar nachdem Carstens als Hospitant in der Kardiologie angefangen hatte, nahm sie Dr. Kreuzer auf direkte Order des Chefarztes unter seine Fittiche. Die beiden verstanden sich auf Anhieb sehr gut. Nicht nur fachlich, sondern auch privat. In einer der vielen Kaffeepausen kam dann auch einmal das Gespräch auf Schach. Dr. Kreuzer war ein guter Schachspieler, und unter den anderen Kollegen gab es kaum einen, der das Spiel der Könige richtig gut beherrschte. Dr. Kreuzer war seit einigen Wochen wieder alleinstehend. Seine Ehe war in die Brüche gegangen. Wie bei vielen Ärzten kam auch Kreuzers Partnerin nicht mit seinem Dienst und den vielen unvorhersehbaren Einsätzen und Überstunden zurecht. Dazu die vielen Wochenend- und Nachtdienste. Um sich an langen Abenden des Alleinseins ein bisschen abzulenken, flüchtete er sich u. a. ins Schachspielen und fand in der jungen Johanna Carstens eine adäquate Spiel-Partnerin. Außerdem war sie eine gute Zuhörerin. Ja, da war zudem auch etwas Menschliches, was Johanna so überaus sympathisch machte.

„Ich weiß gar nicht, wie ich Ihnen danken soll, Frau Doktor!", sagte die Patientin Frau Weigel mit schwacher und leiser Stimme. Eine feine ältere Dame mit dem gewissen Charme einer Diva. An diesem Tag hatte ihr Johanna Carstens den Tubus entfernt, nachdem die Patientin lange nicht aus der Narkose erwacht war und im Koma gelegen hatte.

„Danken Sie nicht immer mir, Frau Weigel!", gab Johanna Carstens zurück und streichelte der alten Dame über ihren rechten Arm. „Ich mache nur meine Arbeit. Außerdem bin ich doch noch gar kein Doktor. Und jetzt versprechen Sie mir, dass Sie schnell wieder gesund und fit werden, ja?"

Frau Weigel konnte nur mit Mühe ein schwaches Lächeln auf ihr Gesicht zaubern. Doch das kam von Herzen. Sie hatte vor einigen Tagen eine komplizierte Herzklappen-OP hinter sich gebracht, und in der postoperativen Phase gab es eine Menge Komplikationen. Der leitende Oberarzt Dr. Kienlein hatte Dr. Kreuzer die Patientin zugeteilt. Der wiederum übertrug Johanna Carstens diese Aufgabe. Und sie hatte ihre Sache nicht nur gut, sondern in den Augen der leitenden Ärzte perfekt gemacht.

Johanna hatte gerade ihre erste Runde beendet. Frau Weigel war die letzte Patientin. Jetzt hatte sie ein paar Minuten Zeit, um einen Kaffee zu trinken. Nur ein paar Minuten, denn unmittelbar danach musste Johanna die Berichte für den Schichtwechsel vorbereiten.

„Ich bin mal für ein Käffchen weg!", rief Johanna einer Kollegin zu.

„Hast du den Piep bei dir?", fragte sie,

„Selbstverfreilich!", antwortete Johanna lächelnd. „Ohne Piep geht gar nichts!"

„Du hast das ja wirklich voll drauf. Dieses Kompliment muss ich dir schon einmal machen", meinte die blonde Intensivärztin. „Es gibt altgediente Kollegen, die sind nicht so professionell unterwegs wie du. Man könnte meinen, du bist die Reinkarnation eines erfahrenen Intensivmediziners."

Johanna lächelte verlegen. Natürlich ging das runter wie Öl. Sie fühlte sich ja auch sehr wohl hier. Johanna zog ihren Kittel aus und warf ihn in die Reinigungstonne, die vor dem Ausgang stand. Zum Verweilraum, wo auch die Kaffeemaschine stand, waren es ein paar Meter. Und während Johanna dahinschlenderte, wurde ihr etwas wehmütig ums Herz. Eigentlich gefiel es ihr hier. Und ganz ehrlich: Die Kardiologie und auch die Intensivmedizin waren absolut ihr Ding. Hier ging ihr Herz auf. Das war irgendwie genau das, warum sie seit ihrer Kindheit Ärztin werden wollte. Sie hatte ein tolles Staatsexamen in der Tasche, und als man ihr hier in der Kardiologie überraschend eine Hospitation angeboten hatte, griff Johanna zu. Bevor ihre Facharzt-Ausbildung zum Radiologen beginnen würde. Andere Studien-Kollegen machten längere Reisen oder Ähnliches. Johannas Eltern wollten ihr auch eine Südamerika-Reise spendieren. Aber sie wollte das nicht, sondern lieber praktisch in einer Klinik arbeiten. Sie wartete schließlich noch auf das Dokument der Approbation, um offiziell anfangen zu können. Bis dahin war sie noch kein Arzt. Nicht einmal Famulant, dafür aber Hospitant. Auf Johannas weiterem beruflichen Plan stand eine Facharztausbildung. Zum Radiologen! Ihre Eltern hatten das beschlossen, nicht sie. Johannas Eltern waren beide Radiologen und führten schon seit vielen Jahren eine gutgehende Radiologie-Praxis in einer Kleinstadt. Von Anfang an war klar, dass sie die Praxis einmal übernehmen sollte. Deswegen hatte sich Johanna auch nie große Gedanken gemacht, wie es mit ihrer Karriere weitergehen würde. Vorgestern bekam sie die Zusage für eine Stelle in der Radiologie. Seitdem plagten Johanna Zweifel, ob das denn auch wirklich die richtige Wahl ist.

Dr. Kreuzer kam eiligen Schrittes von der einen Seite des L-förmigen Gangs, Johanna Carstens von der anderen Seite. Beide waren in Gedanken, und an der Ecke hätte es beinahe einen Crash gegeben.

„Johanna!", entfuhr es Dr. Kreuzer, „du rennst mich ja fast über den Haufen."

„Aber du lebst doch noch", stellte Johanna ganz nüchtern fest. „Hallo übrigens!"

„Hallo Johanna!", entgegnete Dr. Kreuzer und lachte. Ihm fiel auf, dass seine junge Kollegin etwas trübselig wirkte. Ganz anders, als er sie sonst kannte. „Du, ich würde dich gerne mal was fragen. Hast du später mal ein paar Minuten für mich?"

„Später nicht! Ich muss noch die Schichtübergabe vorbereiten", antwortete Johanna, „wie wäre es mit jetzt gleich?"

„Ich muss erst noch nach der Frau Weigel sehen! Kienlein will den neuesten Stand wissen."

„Den erfährst du von mir. Ich komme gerade von Frau Weigel!"

„Du, sag mal, stimmt das, was der Flurfunk so meldet? Du willst uns verlassen und in die Radiologie wechseln?", fragte Dr. Kreuzer, nachdem er alle Infos über Frau Weigel bekommen hatte.

„Ja, das stimmt!", meinte Johanna betrübt und erzählte Dr. Kreuzer ihre ganze Geschichte. Und während sie das tat, wurde Johanna immer trübseliger.

„Meinst du, Radiologie ist das, was dir als Ärztin die Erfüllung bringt?"

„Wen interessiert denn schon die Erfüllung?", seufzte Johanna. „Meine Eltern führen seit Jahren eine sehr gut eingeführte Praxis. Und ich soll diese natürlich übernehmen. Für mich ist das doch eine sichere Sache. Ich setze mich in ein gemachtes Nest, habe kein Risiko und einen tollen Job. Mehr oder weniger!"

„Ja, mehr oder weniger, Johanna", antwortete Dr. Kreuzer. „Aber eher weniger, wenn du mich fragst. Mensch, ich sehe doch, wie du hier aufblühst! Und das, obwohl du erst kurze Zeit bei uns bist! Du bist ein Talent! Der Chef bezeichnet dich sogar als Rohdiamanten. Du kannst eine tolle Kardiologin werden und auch eine Top-Chirurgin!"

„Ja, das mag ja alles sein. Aber im Leben hat man halt auch seine Verpflichtungen. Und wie ich schon sagte, es geht ja auch um Rahmenbedingungen."

„Ich verstehe dich nicht, Johanna", bohrte Dr. Kreuzer nach. „Mensch, hör doch auch einmal auf deine innere Stimme! Auf dein Herz! Sagen die dir, dass du Radiologin werden sollst?"

„Na ja", meinte Johanna und eröffnete Dr. Kreuzer, dass es nicht wirklich der Traum ihrer schlaflosen Nächte sei, hauptsächlich Röntgenbilder und MRT-Befunde zu diktieren. Außerdem hatte es Johanna daheim bei ihren Eltern schon immer gestört, dass diese ihre Wochenenden mit Schreibtischkram und Abrechnungen verbrachten. Für die Patienten hingegen nahmen sie sich nur begrenzt Zeit. „Mein Vater erklärt immer: Die Praxis ist ein Unternehmen, das Gewinne erwirtschaften und seine Angestellten bezahlen muss."

„Und du meinst, das ist auch deine Überzeugung, die dich im Leben glücklich und zufrieden machen wird?"

Johanna antwortete nicht gleich, sondern dachte nach. Nein, glücklich würde sie da wohl nicht werden. Das spürte sie tief in ihrem Inneren.

„Aber es ist doch auch eine Frage der Vernunft", meinte Johanna nach einer Weile. „Ich habe geregelte Arbeitszeiten, verdiene gut und habe auch keinen Stress mit Überstunden und Nachtschichten. Also rein rational betrachtet, gibt es wohl keinen halbwegs vernünftigen Grund, nicht in die Radiologie zu gehen."

Dr. Kreuzer spürte den Konflikt, den die junge Johanna Carstens in ihrem Inneren austrug. Er überlegte sich, wie er antworten sollte. Nach einer Weile sagte Dr. Kreuzer: „Johanna, hör auf deinen Bauch! Ich habe viele unsichere Entscheidungen in meiner Vergangenheit treffen müssen, aber davon bereue ich keine einzige Situation, in der ich auch auf mein Gefühl vertraut habe …"

2.11.2 **Theorie**

Während des Studiums gilt es, zahlreiche Entscheidungen zu treffen. Auch später im Beruf müssen Sie ständig Entscheidungen treffen. Wie gehen Sie dabei vor? Nach welcher Systematik haben Sie gelernt, Entscheidungen zu treffen?

Das Wesen einer Entscheidungssituation ist paradoxerweise, dass sie per se nicht entscheidbar ist. Anderenfalls müssten Sie nicht wirklich entscheiden, Sie würden ganz einfach wählen. Wenn es für Sie z. B. absolut nicht infrage kommt, in einer anderen Sprache zu studieren, dann müssen Sie, im Grunde genommen, nicht über zu zahlende Preise und Konsequenzen nachdenken und eine echte Entscheidung treffen – denn Sie wissen, dass Sie in Ihrem Heimatland bleiben. Das heißt, worum es hier eigentlich geht, ist, dass mit jeder Option Preise und Konsequenzen verbunden sind, die es abzuwägen gilt. Gewöhnlich lernen wir in der Schule und im Studium, dabei rational vorzugehen. Die andere Variante wäre, emotional zu entscheiden. Aus unserer Sicht ist es am wirkungsvollsten, sowohl die eigene Ratio als auch Emotion zu nutzen. Dabei wird der Einsatz der Ratio üblicherweise überschätzt und die Emotion als Entscheidungshelfer massiv unterschätzt. Im Folgenden stellen wir für beide Varianten Wege vor, wie Sie konkret vorgehen können.

■ Rationale Vorgehensweise

Gewöhnlich lässt sich jede Entscheidungssituation in folgende Aspekte aufteilen:

- Optionen – die Varianten, für die Sie sich entscheiden können
- Ereignisse – Restriktionen oder Umstände einer Option, auf die Sie als Entscheider keinen Einfluss haben
- Konsequenzen – die logischen Folgen Ihrer Entscheidung
- Ziele – zu deren Erreichung die Optionen hilfreich sind oder eben nicht
- Gründe – warum Sie sich für eine Option entscheiden

Nehmen Sie beispielsweise die Entscheidung für das Wahlfach im PJ. Sie können Anästhesiologie, Psychiatrie oder Gynäkologie wählen. Die Anästhesiologie war zwar interessant, allerdings sind Sie noch nicht fest entschlossen, in diesem Bereich Fuß zu fassen. Sie wissen, dass die Gynäkologie von einem Kollegen geleitet wird, mit dem Sie bisher nicht gut zurechtkamen, aber das Fach interessiert Sie am meisten. In der Psychiatrie hingegen haben Sie bisher am wenigsten Erfahrung sammeln können und wären deshalb interessiert, sich hier zu vertiefen, um dieses Gebiet für Ihre weitere Karriere klar aus- oder einzuschließen.

Hier könnte man die Situation folgendermaßen aufgliedern:

Optionen:
1. Ich wähle die Anästhesiologie.
2. Ich wähle die Gynäkologie.
3. Ich wähle die Psychiatrie.

Ereignisse:
1. Kein direkter Einfluss auf die Art der Operationen, bei denen ich die Anästhesie durchführen kann (Abhängigkeit von Chirurgen).
2. Den Kollegen, der die Gynäkologie leitet, kann und werde ich nicht verändern können.
3. Die Psychiatrie hat einen guten Ruf, allerdings soll in der Zeit, während ich dort wäre, bedingt durch den Klinikumbau ein weiteres Kontingent an Patienten aufgenommen werden. Die Arbeitsbelastung könnte also deutlich höher sein als erwartet.

Konsequenzen:
1. Es ist unklar, welche Art von Operationen ich sehe und was ich lernen kann, allerdings sammle ich generell Erfahrung in der Anästhesie und finde heraus, ob das Fach wirklich so gut zu mir passt.
2. Auch wenn mich die Gynäkologie am meisten interessiert, kann es passieren, dass ich mit dem Kollegen aneinandergerate. Wenn ich es schaffe, mich davon nicht ablenken zu lassen, kann ich am ehesten nach meinem Interesse auswählen.
3. Durch das erhöhte Kontingent kann es zu einer höheren Arbeitsbelastung kommen. Bisher habe ich wenig Erfahrung mit Patienten der Psychiatrie – das könnte auch sehr anstrengend werden. In jedem Fall wüsste ich danach, ob dieser Bereich für mich infrage kommt – oder auch nicht.

Ziele:
1. Mit der Variante Anästhesie fahre ich wohl den sichersten Weg. Das Mehr an praktischer Erfahrung hilft mir in jedem Fall, in Notfallsituationen richtig zu handeln. Wenn ich Glück habe, darf ich an besonders interessanten Anästhesien bei komplexen Operationen lernen.
2. Um herauszubekommen, ob die Gynäkologie wirklich interessant für mich ist, könnte es eine hilfreiche Erfahrung sein. Zudem ist es möglich, dass ich in meiner Karriere noch öfter auf Kollegen treffe, mit denen ich nicht immer perfekt auskomme. Diese Erfahrung könnte mir dabei helfen, zu lernen, mich selbst besser zu führen und die Kommunikation mit Menschen, mit denen ich nicht auf einer Wellenlänge bin, besser auszuhalten.
3. Ich wüsste sicherlich danach, ob Psychiatrie für mich als weitere Vertiefung infrage kommt oder nicht. Zudem könnte es hilfreich sein, dieser besonderen Art des Patientenkontakts eine Zeit lang bewusst ausgesetzt zu sein, um mich selbst und meine Emotionen in zwischenmenschlich fordernden Situationen noch besser zu erkennen und führen zu lernen.

Gründe:
1. Für Anästhesie entscheide ich mich, um eine sichere Variante zu wählen. Ich kann bei dieser Variante am wenigsten falsch machen – entscheiden und ausprobieren kann ich mich später noch genug.
2. Eine meiner Stärken ist Neugier – ich könnte diese Stärke vor allem bei der Variante der Gynäkologie einsetzen, da hier mein größtes fachliches Interesse liegt. Wenn ich mir vorher überlege, wie ich mit meinem Kollegen umgehen muss, könnte ich auch meinen Wert „Weiterentwicklung"

bedienen, indem ich lerne, eine unangenehme Situation bewusst in Kauf zu nehmen, um daran zu wachsen.
3. Die Variante der Psychiatrie hat viele logische Gründe. Ich könnte auch dort meinen Wunsch nach Weiterentwicklung leben und ein noch relativ unbekanntes Feld kennenlernen.

Auf diese Art können Sie Ihr Problem zerlegen und genau reflektieren: Wo habe ich Einfluss? Welches Ziel ist mir am wichtigsten? Mit welchen Ereignissen könnte ich wie umgehen? Welche Konsequenzen möchte ich in Kauf nehmen? Welche Variante passt am besten zu meinen Werten? Welche Variante bedroht meine Werte am meisten? Welchen Preis bin ich bereit zu zahlen?

Wenn Sie sukzessive auf diese Art vorgehen, kann es natürlich schnell passieren, dass Sie durch die steigende Komplexität den Überblick verlieren. Nichtsdestotrotz können diese Überlegungen sehr wirksam sein, um Sie dabei zu unterstützen, blinde Flecken in Ihrer Entscheidungsproblematik aufzudecken.

- **Emotionale Vorgehensweise**

Ist das Gegenteil der Ratio wirklich die Emotion? Gewöhnlich wird bisher insbesondere im beruflichen Umfeld vielerorts die Vernunft der Emotion als Entscheidungsgrundlage vorgezogen. Dabei gibt es durchaus sehr wichtige Entscheidungen, die von vielen Menschen vor allem emotional getroffen werden. Wie haben Sie sich für Ihren Partner/Ihre Partnerin entschieden? Für Ihr Auto? Für Ihren Wohnort? Etwa einzig und allein mit einer Pro-und-Contra-Liste? Jede gemachte Erfahrung wird in unserem Erfahrungsgedächtnis gespeichert. Dabei wird jedes Erlebnis entweder eher positiv oder eher negativ bewertet und mit einer Art „Label" (positiv/ negativ) versehen. Werden wir erneut mit einer ähnlichen Situation konfrontiert, gleicht unser Erfahrungsgedächtnis blitzschnell ab, ob es eines dieser Ereignisse „wiedererkennt", und meldet sich in Form sogenannter somatischer Marker. Dies sind positive oder negative Gefühle und Körperempfindungen, die uns Aufschluss darüber geben sollen, ob wir uns für eine Option entscheiden sollen. Diese können sich beispielsweise als Gefühl in der Bauchregion oder in einem beschleunigten Puls zeigen. Sie können sich aber auch als plötzliche Gedanken, spontanes Unwohlsein oder eine Veränderung der Körpersprache manifestieren. Manchmal sind die Impulse sogar so schwach, dass wir sie kaum oder gar nicht wahrnehmen. Dies ist auch abhängig davon, inwieweit Menschen darin geübt sind bzw. verlernt haben, diese Impulse aus dem Erfahrungsgedächtnis wahrzunehmen (Storch und Tschacher 2014).

Wichtig ist, dass Sie diese Gefühle ernst nehmen, mindestens so sehr, wie Sie bisher vielleicht Ihre Ratio ernst genommen haben. Die emotionale Bewertung einer Situation erfolgt nämlich wesentlich schneller als über Ihren Verstand, da dieser längere Zeit braucht, um die Lage einzuschätzen und zudem verschiedenen Wahrnehmungsverzerrungen unterliegen kann. Das heißt natürlich nicht, dass Ihre Emotion immer recht hat. Anfangs kann es eine gewisse Zeit dauern, das Gespür für die eigene Intuition zu entwickeln. Auf den Punkt gebracht, möchten wir Sie dafür sensibilisieren, in Zukunft noch bewusster auf beide Quellen – Ratio und Emotion – zu achten, um Ihre Entscheidungskompetenz zu erweitern.

Um diffuse Gefühle besser einzuordnen und mit ggf. irreführenden emotionalen Impulsen noch besser umgehen zu können, ist die sogenannte Gefühlsbilanz nach Storch empfehlenswert. Die dahinterliegende Theorie beruht darauf, dass unangenehme und angenehme Gefühle in unterschiedlichen Bereichen des Gehirns erzeugt werden. Schmerz und Freude sind somit keine unmittelbaren Gegenspieler, sondern unabhängig voneinander erzeugte Emotionen, die mitunter gleichzeitig vorkommen können. Dies erklärt auch den alltagspsychologischen Begriff von „gemischten Gefühlen“. Wenn Sie nun eine Entscheidung mit Option A und Option B zu treffen haben, können Sie mithilfe der Gefühlsbilanz einschätzen, wie stark Ihre positiven sowie negativen Emotionen bezüglich A und B sind. Betrachten Sie zunächst beide Optionen und schätzen Sie intuitiv ein: Wie hoch ist Ihre negative Emotion zu Option A? Wie hoch ist sie zu Option B?

Anschließend fragen Sie sich das Gleiche für Ihre positive Emotion zu beiden Optionen. Der Einfachheit halber können Sie dies anhand einer Skala von 1 bis 100 tun (1 wäre wenig, 100 wäre viel) und den Prozess verschriftlichen. Wichtig ist, hierbei zu beachten: Die Summe aus jeweils negativer und positiver Emotion muss nicht 100 % ergeben, da es sich, wie gesagt, nicht um ein „Gefühlskontingent“, sondern unterschiedlich stark erzeugte Emotionen handelt. So kann es vorkommen, dass Sie für eine Option sowohl in der positiven als auch in der negativen Einschätzung einen Wert von 100 empfinden.

"Ich wähle als vertiefendes Fach die Psychiatrie."

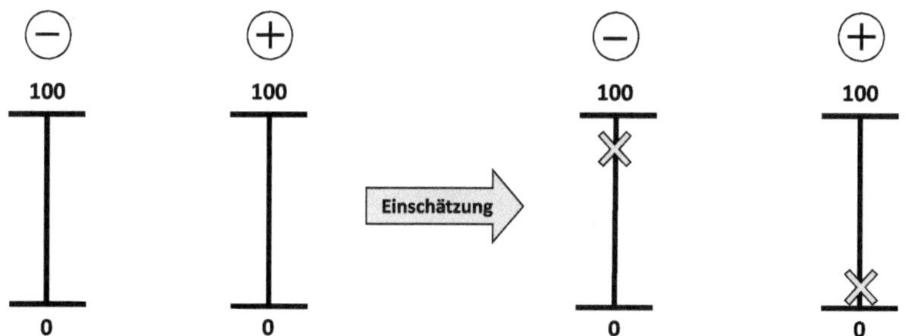

Promovieren heißt scheitern, Atilla Vuran & Gunnar Seide, 2017

- **Entscheidungen und Verantwortung**

Entscheidungen treffen heißt immer auch, mit Ambivalenzen umzugehen. Übernehmen Sie die volle Verantwortung für Ihre persönlichen Entscheidungen. Eigenverantwortung als persönliche Haltung immer weiter zu entwickeln macht Sie handlungsfähig und erhöht Ihre Wirkung, gleichzeitig bleibt es wohl eine Lebensaufgabe, sich dies immer wieder in den unterschiedlichsten Situationen vor Augen zu führen. Machen Sie sich bewusst, dass es auch eine Entscheidung sein kann, eine bestimmte Sache vorerst noch nicht zu entscheiden. Selbstverständlich gibt es auch Dinge in Ihrem Leben, für die Sie nicht die volle Verantwortung tragen. Trotzdem kann es sehr hilfreich sein, sich selbst vor allem bei unangenehmen Ereignissen zu fragen: Was ist mein Teil der Verantwortung? Was werde ich in Zukunft anders machen? Diese Haltung ist besonders hilfreich, um aus Fehlern zu lernen und möglichst schnell von der Vergangenheit loszulassen.

Selbstverständlich ist es auch möglich, dass Sie zu viel Verantwortung übernehmen. Insbesondere in helfenden Berufen ist dies oft zu beobachten. Beispielsweise wenn Sie sich verantwortlich für Dinge fühlen, die im Grunde nicht in Ihrer Verantwortung liegen. Achten Sie hier auf ein gesundes Maß und holen Sie sich diesbezüglich ggf. auch Rückmeldungen von außen ein.

2.11.3 **Anwendung**

- Erstellen Sie eine Pro-und-Contra-Liste für eine Entscheidung. Ordnen Sie die Pros und Contras nach ihrer Relevanz.
- Zerlegen Sie die Entscheidungsvarianten nach den Aspekten: Optionen, Ereignisse, Konsequenzen, Ziele, Gründe. Was ist Ihre Erkenntnis? Wo haben Sie Einfluss?
- Wenn Sie es noch nicht getan haben, bestimmen Sie Ihre fünf wichtigsten Werte und vergleichen die Optionen damit. Wo ist die größere Übereinstimmung?
- Führen Sie eine Gefühlsbilanz zu allen Optionen durch.
- Was könnte die Ursache für Ihre aktuelle Gefühlsbilanz sein? Was würden Freunde oder Bekannte dazu sagen? Holen Sie sich hierzu Feedback, wenn Ihnen weniger als drei Hypothesen einfallen.
- Fragen Sie sich im Anschluss: Was müsste passieren, dass sich die negativen Emotionen verringern? Was müsste passieren, dass die positiven Emotionen mehr werden? Welchen Wert an positiven oder negativen Emotionen müssten Sie erreichen, dass Sie sich gut für eine Variante entscheiden könnten?
- Wie könnten nun konkrete Maßnahmen für Sie aussehen, um Ihre Gefühlsbilanz zu verändern?
- Schreiben Sie auf, welche Konsequenzen Ihre Alternativen in zehn Sekunden, zehn Wochen und zehn Jahren haben könnten.
- Schreiben Sie auf, welchen Preis Sie bereit sind, für eine Entscheidung zu zahlen.
- Überlegen Sie sich, wie Ihrer Wunschvorstellung nach Ihr perfekter Arbeitsplatz aussehen würde. Wie wären die Kollegen? Wie wären die Arbeitsbedingungen? Wie wäre Ihr Vorgesetzter?
- Listen Sie ausführlich alle gewünschten Eigenschaften und Verhaltensweisen, die Ihnen wichtig sind, auf einem Blatt auf.
- Versetzen Sie sich als Nächstes in genau diesen imaginären Vorgesetzten. Wenn Sie an seiner Stelle wären, welche Art von Mitarbeiter würden Sie sich wünschen?
- Listen Sie wieder ausführlich alle Eigenschaften und Verhaltensweisen, die Ihr imaginärer Vorgesetzter sich wünschen würde, auf einem weiteren Blatt auf.
- Erledigen Sie unbedingt die vorigen beiden Schritte, bevor Sie weitermachen.
- Nehmen Sie nun das zweite Blatt zur Hand.

— Übernehmen Sie nun die volle Verantwortung und vergleichen, welche dieser Aspekte Sie bereits aufweisen und bei welchen Sie sich noch weiterentwickeln müssten. Was sind dabei Ihre Erkenntnisse? Wie könnten konkrete Maßnahmen aussehen?

2.11.4 Das Wichtigste in Kürze

Es gibt zwei Wege, Entscheidungen zu treffen – rational und emotional.

Emotionales Entscheiden wird gewöhnlich unterschätzt. Nehmen Sie Ihre Emotionen ernst und nutzen Sie beide Wege, um die bestmögliche Entscheidung zu treffen.

Positive und negative Gefühle werden unabhängig voneinander in unterschiedlichen Bereichen des Gehirns erzeugt.

Nutzen Sie Ihre Ratio, indem Sie Ihre Entscheidung nach Optionen, Ereignissen, Konsequenzen, Zielen und Gründen aufteilen.

Nutzen Sie Ihre Emotion, indem Sie eine Gefühlsbilanz erstellen.

Denken Sie daran: Die größten Feinde des Entscheidungen-Treffens sind mangelndes Selbstwertgefühl und wenig Selbstvertrauen. Dies kann sich z. B. teilweise darin äußern, dass es Ihnen schwerfällt, von Dingen loszulassen.

Klären Sie unbedingt Ihr Wofür und Ihre persönlichen Top-5-Werte. Wie bei einem Kompass kann Ihnen dies eine starke innere Orientierung bieten und somit Zeit und Kraft für Entscheidungen sparen.

Wenn Sie sich entschieden haben, lassen Sie von allen Zweifeln los und stehen Sie zu der Entscheidung. Das heißt nicht, dass Sie zu einem späteren Zeitpunkt nicht noch einmal neu entscheiden können. Hier ist eher gemeint, dass „zaghaftes" Entscheiden meist nicht hilfreich ist, denn oft erkennen Sie erst mit etwas Abstand und nach gemachter Erfahrung die wahre Qualität Ihrer Entscheidung. Deshalb macht es Sinn, dass Sie regelmäßig Entscheidungen aus der Vergangenheit reflektieren, um Ihre eigene Entscheidungskompetenz weiterzuentwickeln.

Entscheidungen treffen heißt auch immer Verantwortung zu übernehmen.

2.11.5 Reflexionsfragen

— Wie gut passt Ihre Entscheidung zu Ihren Top-5-Werten?

- Was unterstützt Sie dabei, Entscheidungen zu treffen?
- Wann fällt es Ihnen besonders schwer, Entscheidungen zu treffen?
- Woran würden Sie im Nachhinein merken, dass Sie eine gute Entscheidung getroffen haben?
- Woran würde es Ihr Umfeld merken?
- Wo tragen Sie Verantwortung, die eigentlich nicht die Ihre ist?
- Wo geben Sie passiv Verantwortung ab, die Sie eigentlich übernehmen sollten?
- Wem oder was gegenüber haben Sie eine Anspruchshaltung? Prüfen Sie, ob Sie sich hier nicht in selbst gemachten Abhängigkeiten verstricken. Was könnten Sie tun, um sich das zu geben, was Sie vom anderen fordern?
- Wie schätzen Sie Ihre generelle Fähigkeit ein, somatische Marker bei sich selbst wahrzunehmen und zu nutzen?

2.11.6 Vertiefende Literatur

Krause F, Storch M (2012) Ressourcen aktivieren mit dem Unbewussten: Manual für die Arbeit mit der ZRM-Bildkartei. Huber, Bern

Storch M, Tschacher W (2014) Embodied communication: Kommunikation beginnt im Körper, nicht im Kopf. Huber, Bern

Storch J, Morgenegg C, Storch M, Kuhl J (2016) Ich blicks: Verstehe dich und handle gezielt. Hogrefe, Bern

Vuran A, Seide G (2019) Promovieren heißt scheitern – Ein Konzept zur Selbstführung und Selbstverantwortung. Jünger Medien Verlag, Offenbach

Schlusswort

© Springer-Verlag GmbH Deutschland, ein Teil von Springer Nature 2020
A. Vuran et al., *Führung und Kommunikation für Medizinstudierende*,
https://doi.org/10.1007/978-3-662-60326-0_3

In Kürze werden Sie nicht nur sich selbst, sondern auch Patienten führen, schon bald die Station und in einigen Jahren eine Abteilung oder sogar eine große Klinik als Führungskraft leiten! Wir hoffen, dass wir dafür mit diesem Buch Ihre Aufmerksamkeit geweckt und Aufnahmebereitschaft für die beschriebenen Themen erreicht haben.

Wie Sie wahrscheinlich festgestellt haben, ist es wichtig, diese in der Medizin kaum vermittelten Kompetenzen weiterzuentwickeln, das Bewusstsein für Kommunikation und Führung zu schärfen und Selbstreflexion anzuregen. Denn gerade in dem immer noch hierarchisch geprägten klinischen Umfeld ist die Auseinandersetzung mit diesen Themen von großer Bedeutung für die erfolgreiche Arbeit. Nur wenn wirksam kommuniziert und geführt wird, kommt auch die Fachkompetenz richtig zur Geltung.

Vordringlich ist nicht unbedingt, Hierarchien abzubauen, sondern die Entwicklung einer neuen Art, wie in dieser Hierarchie miteinander umgegangen wird. Ziel ist das Entstehen einer neuen Kultur, die von gegenseitiger Berechtigung und Aufnahmebereitschaft geprägt ist und in der ein besserer und professioneller Umgang mit der Gesamtverantwortung möglich wird.

Für die Weiterentwicklung der dafür nötigen Kompetenzen sind eine kontinuierliche Auseinandersetzung und Reflexion erforderlich, auch damit Sie eine Vorstellung erhalten, von welchen Vorbildern Sie lernen wollen und wie Sie persönlich später einmal führen möchten!

Dieses Buch nimmt Sie anhand von wahren Geschichten mit in den klinischen Alltag und zeigt auf, welche Hürden in der Kommunikation und Führung im täglichen Kontext auftreten können. Das Buch wird Sie in Ihrem kontinuierlichen persönlichen Weiterentwicklungsprozess mit theoretischen Grundlagen aus der Kommunikations- und Führungstheorie, aber auch mit den entsprechenden praxisrelevanten Reflexionsfragen begleiten.

Wir als Autoren haben das Ziel, das Bewusstsein für Kommunikation und Führung in der Medizin auf ein höheres Niveau zu heben sowie Missverständnisse und Kommunikationsfehler zu vermeiden, denn **Arzt sein heißt führen!** Dies wird nicht nur Ihnen, sondern dem gesamten Team und vor allem den Patienten zugutekommen!

Serviceteil

Literatur – 140

Literatur

Altstötter-Gleich C, Geisler F (2017) Perfektionismus: Mit hohen Ansprüchen selbstbestimmt leben. BALANCE Buch + Medien Verlag, Köln

Bandura A (1986) Social foundations of thought and action: a social cognitive theory. Englewood Cliffs, Prentice-Hall

Bartens W (2007) Das Ärztehasserbuch: Ein Insider packt aus. Knaur, München

Bartens W (2008) Sprechstunde: Woran die Medizin krankt – Was Patienten wollen – Woran man einen guten Arzt erkennt. Knaur, München

Blickhan D (2015) Positive Psychologie: Ein Handbuch für die Praxis. Junfermann, Paderborn

Brandon N (2015) Die sechs Säulen des Selbstwertgefühls. Piper, München

Buckingham M (2011) Entdecken Sie Ihre Stärken jetzt! Das Gallup-Prinzip für individuelle Entwicklung und erfolgreiche Führung. Campus, Frankfurt

Burck E (2019) Angst – Was hilft wirklich gegen Angst und Panikattacken? Die effektivsten Strategien gegen Angst und Panik aus Sicht der Forschung. Norderstedt: BoD – Books on Demand, Eskil

Charvet SR (2012) Wort sei Dank – Von der Anwendung und wirkung effektiver Sprachmuster. Junfermann, Paderborn

Corssen J, Tramitz C (2014) Ich und die Anderen: Als Selbst-Entwickler zu gelingenden Beziehungen. Knaur, München

Covey SR (2010) Schnelligkeit durch Vertrauen: Die unterschätzte ökonomische Macht. GABAL, Offenbach

Coyle D (2009) Die Talent-Lüge: Warum wir (fast) alles erreichen können. Lübbe, Bergisch Gladbach

Csíkszentmihályi M (2002) Flow: The classic work on how to achieve happiness. Rider, London

Damasio A (2004) Descartes' Irrtum. Fühlen, Denken und das menschliche Gehirn. List, München

Dilts et al R (2003) Strukturen subjektiver Erfahrung: Ihre Erforschung und Veränderung durch NLP. Junfermann, Paderborn

Dilts R (2016) Die Magie der Sprache: Angewandtes NLP. Junfermann, Paderborn

Dixon et al J (2006) Young people leaving care: a study of costs and outcomes. York: Social Work Research & Development Unit, Heslington, University of York

Duden (2011) Das umfassende Bedeutungswörterbuch der deutschen Gegenwartssprache. Bibliographisches Institut, Mannheim

Dweck C (2011) Selbstbild: Wie unser Denken Erfolge oder Niederlagen bewirkt. Piper, München

Ellis A (2001) Overcoming destructive beliefs, feelings and behaviours: New directions for rational emotive behavior therapy. Prometheus Books, Amherst

Frankl VE (2012) Der Wille zum Sinn. Psychologie Klassiker. Huber, Bern

Fredrickson B (2011) Die Macht der guten Gefühle: Wie eine positive Haltung Ihr Leben dauerhaft verändert. Campus, Frankfurt am Main

Gladwell M (2009) Überflieger: Warum manche Menschen erfolgreich sind – und andere nicht. Campus, Frankfurt

Grinder M (2006) Führung durch Charisma: Eine Analogie von Hunden und Katzen. Synergeia, Köln

Hübler M, Koch T (2014) Komplikationen in der Anästhesie: Fallbeispiele, Analyse, Prävention. Springer Medizin, Berlin

Häusel H-G (2014) Think Limbic!. Die Macht des Unbewussten nutzen für Management und Verkauf, Haufe Verlag, Freiburg

Hannawa A (2018) SACCIA - Sichere Kommunikation. De Gruyter, Berlin

Hannawa A, Jonitz G (2017) Neue Wege für die Patientensicherheit: Sichere Kommunikation. De Gruyter, Berlin

Hersey P, Blanchard K Dewey J (2012) Management of organizational behavior: leading human resources. Prentice Hall, New Jersey

Hofstede G, Hofstede GJ (2011). Lokales Denken, globales Handeln: Interkulturelle Zusammenarbeit und globales Management. dtv, München

James T, Woodsmall W (2006) Time line: NLP-Konzepte zur Grundstruktur der Persönlichkeit. Junfermannsche Verlagsbuchhandlung, Paderborn

Koch T, Heller AR, Schewe JC (2019) (Hrsg) Medizinische Einsatzteams: Prävention und optimierte Versorgung innerklinischer Notfälle, Scoringsysteme, Fallbeispiele. Springer, Berlin

Krause F, Storch M (2012) Ressourcen aktivieren mit dem Unbewussten: Manual für die Arbeit mit der ZRM-Bildkartei. Huber, Bern

Maddux JE (2005) Self-efficacy: the power of believing you can. In: Handbook of positive psychology. Oxford University Press, inc., New York, S. 277–287

Mayer U (2011) Perfekte Kleidung fördert die Karriere. Amalthea Signum, Wien

Mruk C (2018) Feeling Good by Doing Good. Oxford University Press, Oxford

Neff K (2015) Self-compassion: the proven power of being kind to yourself. William Morrow Paperbacks, New York

O'Connor J, Seymour J (2008) Neurolinguistisches Programmieren: Gelungene Kommunikation und persönliche Entfaltung. VAK, Kirchzarten

Oettingen G (2017) Die Psychologie des Gelingens. Pattloch, München

Picker Institut D (2014) Picker Report 2014. Picker Institut Deutschland GmbH, Hamburg

Preetz N (2012) Nie wieder Angst. Verlag Erfolg und Gesundheit, Magdeburg

Preisendörfer P (2013) Glaubenssätze & Überzeugungen: Von mentaler Selbstsabotage zu innerer Stärke und Ausstrahlung. Windpferd, Oberstdorf

Storch J, Morgenegg C, Storch M, Kuhl J (2016) Ich blicks: Verstehe dich und handle gezielt. Hogrefe, Bern

Storch M, Tschacher W (2014) Embodied communication: Kommunikation beginnt im Körper, nicht im Kopf. Huber, Bern

Vuran A, Harbers N (2017) Kommunizieren heißt scheitern – Emotionale Aufnahmebereitschaft und Berechtigung. Jünger Medien Verlag, Offenbach

Vuran A, Jockenhövel S (2016) Arzt sein heißt scheitern – Führen im Gesundheitswesen: Klar, einfach, effizient. Jünger Medien Verlag, Offenbach

Vuran A, Seide G (2017) Promovieren heißt scheitern – Ein Konzept zur Selbstführung und Selbstverantwortung. Jünger Medien Verlag, Offenbach

Vuran A, Weilandt M Erfahren, Was verbindet – Warum und Wofür (im Druck)

Vuran A, De la Rosa S, Fademrecht L, Harbers N, Weilandt M Emotionale Aufnahmebereitschaft und Berechtigung (im Druck)

Wolf D (2011) Ängste verstehen und überwinden. Wie Sie sich von Angst, Panik und Phobien befreien. PAL – Verlagsgesellschaft mbH, Mannheim